Sabores Primitivos

Receitas Deliciosas e Saudáveis da Dieta Paleo

Ana Souza

Índice

Costelinhas defumadas com molho de mostarda e maçã 8
costelas 8
Molho 8
Churrasco no forno Costelinha de porco country com salada de abacaxi fresco 11
Goulash de porco picante 13
Goulash 13
Repolho 13
Almôndegas de linguiça italiana Marinara com erva-doce fatiada e molho de cebola
.... 15
Bolas de carne 15
Marinara 15
Barquinhos de abobrinha recheados com manjericão e pinhões 17
Tigelas de "macarrão" de carne de porco ao curry e abacaxi com leite de coco e
ervas 19
Carne de porco grelhada picante com salada de pepino azedo 21
Pizza de massa de abobrinha com pesto de tomate seco, pimentão e linguiça
italiana 23
Perna de borrego fumado com coentros e limão com espargos grelhados 26
Caldeirada de Cordeiro 29
Ensopado de cordeiro com macarrão de raiz de aipo 31
Costeletas de borrego francesas com chutney de romã 33
molho picante 33
costeletas de cordeiro 33
Costeletas de Cordeiro Chimichurri com salada de Radicchio salteada 35
Costeletas de borrego temperadas com ancho e sálvia com remoulade de batata-
doce com cenoura 37
Costeletas de borrego com chalotas, hortelã e orégãos 39
cordeiro 39
Salada 39
Hambúrgueres de cordeiro recheados no jardim com coulis de pimenta vermelha 41
Coulis de Pimenta Vermelha 41
Hambúrgueres 41

Espetinhos duplos de cordeiro com orégano e molho tzatziki 45
espetinhos de cordeiro 45
Molho Tzatziki 45
Frango frito com açafrão e limão 47
Frango Spatchcocked com Jicama Slaw 49
Frango 49
salada de repolho 49
Costas de frango frito com vodka, cenoura e molho de tomate 52
Poulet Rôti e Rutabaga Frites 54
Triplo cogumelo Coq au Vin com cebolinha Mash Rutabagas 56
Coxinhas vidradas Peach-Brandy 59
Cobertura de Conhaque de Pêssego 59
Frango marinado no Chile com salada de manga e melão 61
Frango 61
Salada 61
Coxas de frango ao estilo Tandoori com raita de pepino 64
Frango 64
pepino Raita 64
Frango guisado com caril com tubérculos, espargos e maçã verde-hortelã 66
Salada Paillard de frango grelhado com framboesas, beterraba e amêndoas
    torradas 68
Peito de frango recheado com brócolis Rabe com molho de tomate fresco e salada
    caesar 71
Shawarma de frango grelhado com vegetais picantes e molho de pinhão 74
Peito de frango assado no forno com cogumelos, puré de couve-flor com alho e
    espargos fritos 76
Sopa de frango à moda tailandesa 78
Frango assado com limão e sálvia com endívia 80
Frango com cebola, agrião e rabanete 83
Frango Tikka Masala 85
Coxas de frango Ras el Hanout 88
Coxas de frango Adobo de carambola sobre espinafre assado 90
Tacos de repolho Poblano de frango com maionese Chipotle 92
Ensopado de frango com minicenouras e Bok Choy 94
Frango com laranja-caju e páprica refogado em wraps de salada 96
Frango com capim-limão e coco vietnamita 98

Frango grelhado e salada de escarola de maçã	101
Sopa de frango toscana com fitas de couve	103
Larb de Frango	105
Hambúrgueres de frango com molho de caju Szechwan	107
molho de caju Szechwan	107
wraps turcos de frango	109
galinhas espanholas da Cornualha	111
Galinhas da Cornualha assadas com pistache com salada de rúcula, damasco e erva-doce	113
Peito de pato com salada de romã e jicama	117
Peru assado com purê de raízes de alho	119
Peito de peru recheado com molho pesto e salada de rúcula	122
Peito de peru picante com molho barbecue de cereja	124
Lombo de peru assado no vinho	126
Peito de peru salteado com molho de cebolinha	129
Pernas de peru assadas com vegetais de raiz	131
Bolo de carne de peru com ervas com ketchup de cebola caramelizada e pedaços de repolho frito	133
Peru Posole	135
caldo de osso de galinha	137
Salmão verde Harissa	140
Salmão	140
Harissa	140
Sementes de girassol com especiarias	140
Salada	141
Salmão grelhado com salada de coração de alcachofra marinada	144
Salmão frito com chile e sálvia com molho de tomate verde	146
Salmão	146
molho de tomate verde	146
Salmão assado e aspargos em papillote com pesto de limão e avelã	149
Salmão temperado com molho de cogumelos e maçã	151
Linguado en Papillote com Legumes Julienne	154
Tacos de peixe ao pesto de rúcula com creme de limão defumado	156
Sola com crosta de amêndoa	158
Pacotes de bacalhau e abobrinha grelhados com molho picante de manjericão e manga	160

Bacalhau escalfado à Riesling com tomates recheados com pesto 162
Bacalhau assado com crosta de pistache e coentro sobre batata-doce esmagada. 164
Bacalhau com alecrim e tangerina com brócolis assado 166
Wraps de salada de bacalhau ao curry com rabanetes em conserva 168
Arinca frita com limão e erva-doce 170
Pecan-Crusted Snapper com Remoulade e Cajun-Style Quiabo e Tomates 172
Bife de atum estragão com molho aioli de limão e abacate 175
Tagine de robalo listrado 178
Alabote ao molho de alho e camarão com Soffrito Collard Greens 180
Bouillabaisse de Frutos do Mar 182
Ceviche de Camarão Clássico 184
Salada de camarão com crosta de coco e espinafre 187
Camarão Tropical e Ceviche de Vieiras 189
Camarão Jerk jamaicano com óleo de abacate 191
Camarão Scampi com espinafre murcho e Radicchio 192
Salada de caranguejo com abacate, toranja e jicama 194
Calda de lagosta Cajun fervida com Aïoli de estragão 196
Fritas de mexilhão com aïoli de açafrão 198
batata frita 198
aïoli de açafrão 198
Mexilhões 198
Vieiras fritas com sabor a beterraba 201
Vieiras grelhadas com salsa de pepino e endro 204
Vieiras fritas com molho de tomate, azeite e ervas 207
vieiras e molho 207
Salada 207
Couve-flor assada com cominho com erva-doce e cebola pérola 209
Pedaços de molho de tomate-beringela com espaguete de abóbora 211
Cogumelos recheados Portobello 213
Radicchio Frito 215
Funcho assado com vinagrete de laranja 216

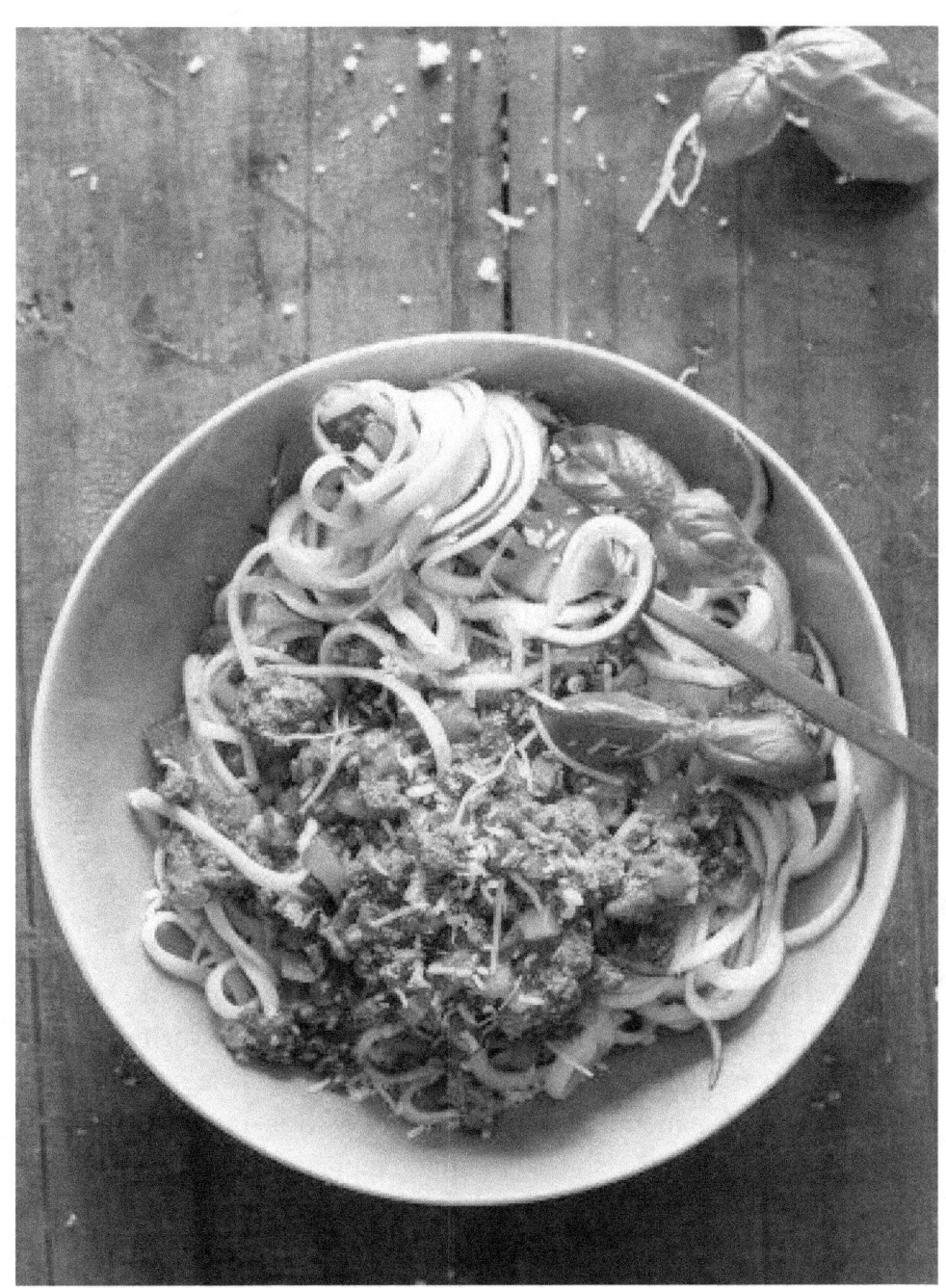

COSTELINHAS DEFUMADAS COM MOLHO DE MOSTARDA E MAÇÃ

ABSORVER:1 hora em repouso: 15 minutos fumar: 4 horas cozinhar: 20 minutos rende: 4 porções<u>FOTO</u>

O SABOR RICO E A TEXTURA CARNUDADE COSTELAS DEFUMADAS REQUER ALGO LEGAL E LOUCO PARA ACOMPANHAR. QUASE QUALQUER SALADA SERVE, MAS A SALADA DE ERVA-DOCE (VEJA<u>RECEITA</u>E REPRESENTADO<u>AQUI</u>), É PARTICULARMENTE BOM.

COSTELAS
    8 a 10 pedaços de madeira de macieira ou nogueira
    3 a 3 ½ libras de costelinhas de lombo de porco
    ¼ xícara de tempero defumado (ver<u>receita</u>)

MOLHO
    1 maçã média cozida, descascada, sem caroço e cortada em fatias finas
    ¼ xícara de cebola picada
    ¼ xícara de água
    ¼ xícara de vinagre de cidra
    2 colheres de sopa de mostarda tipo Dijon (ver<u>receita</u>)
    2 a 3 colheres de sopa de água

1. Mergulhe os pedaços de madeira em água suficiente para cobrir pelo menos 1 hora antes de fumar. Esvazie antes de usar. Apare a gordura visível das costelas. Se necessário, retire a membrana fina da parte de trás das costelas. Coloque as costelas em uma panela grande e rasa. Polvilhe uniformemente com Smoky Seasoning; esfregue com os dedos. Deixe em temperatura ambiente por 15 minutos.

2. Em um defumador, disponha as brasas pré-aquecidas, os pedaços de madeira escorridos e a panela de água de

acordo com as instruções do fabricante. Despeje a água na panela. Coloque as costelas, com o lado do osso para baixo, em uma grelha sobre uma panela com água. (Ou coloque as costelas em uma grelha; coloque as costelas na grelha.) Cubra e fume por 2 horas. Manter uma temperatura de aprox. 225 ° F no fumante enquanto você fumar. Adicione mais carvão e água conforme necessário para manter a temperatura e a umidade.

3. Enquanto isso, para o molho de esfregão, misture as fatias de maçã, a cebola e ¼ xícara de água em uma panela pequena. Ferver; reduzir o calor. Cozinhe, tampado, por 10 a 12 minutos ou até que as fatias de maçã estejam bem macias, mexendo de vez em quando. Deixe esfriar um pouco; transfira a maçã e a cebola não escorridas para um processador de alimentos ou liquidificador. Cubra e processe ou misture até ficar homogêneo. Volte o purê para a panela. Junte o vinagre e a mostarda tipo Dijon. Cozinhe em fogo médio-baixo por 5 minutos, mexendo de vez em quando. Adicione 2 a 3 colheres de sopa de água (ou mais, conforme necessário) para dar ao molho a consistência de um vinagrete. Divida o molho em terços.

4. Após 2 horas, pincele generosamente as costelas com um terço do molho mop. Cubra e fume por mais 1 hora. Pincele novamente com outro terço do molho de esfregão. Enrole cada fatia de costela em papel alumínio grosso e devolva as costelas ao defumador, sobrepondo se necessário. Cubra e fume por mais 1 a 1 hora e meia ou até que as costelas estejam macias.*

5. Desembrulhe as costelas e pincele com o terço restante do molho mop. Corte as costelas entre os ossos para servir.

*Dica: Para testar a maciez das costelas, remova cuidadosamente o papel alumínio de uma das placas de costela. Pegue a placa de nervura com um alicate, segurando a placa por um quarto superior da placa. Vire a placa de costelas de modo que o lado carnudo fique voltado para baixo. Se a costela estiver macia, a fatia deve começar a se desfazer quando você a pegar. Se não estiver macio, embrulhe novamente em papel alumínio e continue fumando as costelas até ficarem macias.

CHURRASCO NO FORNO COSTELINHA DE PORCO COUNTRY COM SALADA DE ABACAXI FRESCO

PREPARAÇÃO:20 minutos para assar: 8 minutos para assar: 1 hora e 15 minutos rende: 4 porções

COSTELAS DE PORCO ESTILO COUNTRY SÃO CARNUDAS,BARATO, E SE FOR TRATADO DA MANEIRA CERTA - COMO COZIDO BAIXO E LENTAMENTE EM UMA CONFUSÃO DE MOLHO BARBECUE - É INCRIVELMENTE MACIO.

- 2 libras de costela de porco desossada estilo country
- ¼ colher de chá de pimenta preta
- 1 colher de sopa de óleo de coco refinado
- ½ xícara de suco de laranja fresco
- 1 ½ xícaras de molho barbecue (consulte receita)
- 3 xícaras de repolho verde e/ou roxo picado
- 1 xícara de cenoura ralada
- 2 xícaras de abacaxi bem picadinho
- ⅓ xícara de Vinagrete Cítrico Brilhante (ver receita)
- molho barbecue (ver receita) (opcional)

1. Pré-aqueça o forno a 350°F. Polvilhe a carne de porco com pimenta. Aqueça o óleo de coco em fogo médio-alto em uma panela extragrande. Adicione costelas de porco; cozinhe por 8 a 10 minutos ou até dourar e dourar uniformemente. Coloque as costelas em um refratário retangular de 3 quartos.

2. Para o molho, adicione o suco de laranja à panela, mexendo para raspar os pedaços dourados. Misture 1 ½ xícaras de molho barbecue. Despeje o molho sobre as costelas. Vire

as costelas para cobrir com molho (se necessário, use um pincel para pincelar o molho sobre as costelas). Cubra bem a assadeira com papel alumínio.

3. Asse as costelas por 1 hora. Retire o papel alumínio e pincele as costelas com o molho da assadeira. Cozinhe por mais 15 minutos ou até que as costelas estejam macias e douradas e o molho tenha engrossado um pouco.

4. Enquanto isso, para a salada de abacaxi, misture o repolho, a cenoura, o abacaxi e o Vinagrete Cítrico Brilhante. Cubra e refrigere até servir.

5. Sirva as costelas com salada e, possivelmente, molho barbecue extra.

GOULASH DE PORCO PICANTE

PREPARAÇÃO: 20 minutos de cozimento: 40 minutos rende: 6 porções

ESTE ENSOPADO À MODA HÚNGARA É SERVIDO EM UMA CAMA DE REPOLHO CROCANTE E MAL MURCHO PARA UMA REFEIÇÃO DE UM PRATO. ESMAGUE AS SEMENTES DE COMINHO EM UM ALMOFARIZ E PILÃO, SE VOCE TIVER UM. CASO CONTRÁRIO, ESMAGUE-OS SOB O LADO LARGO DE UMA FACA DE CHEF PRESSIONANDO SUAVEMENTE A FACA COM O PUNHO.

GOULASH

- 1 ½ libras de carne de porco moída
- 2 xícaras de pimentões vermelhos, laranjas e/ou amarelos picados
- ¾ xícara de cebola roxa finamente picada
- 1 malagueta vermelha fresca pequena, sem sementes e picada finamente (ver Pontas)
- 4 colheres de chá de tempero defumado (ver receita)
- 1 colher de chá de sementes de alcaravia, esmagadas
- ¼ colher de chá de manjerona moída ou orégano
- 1 lata de 14 onças de tomate em cubos sem adição de sal, não drenado
- 2 colheres de sopa de vinagre de vinho tinto
- 1 colher de sopa de casca de limão finamente ralada
- ⅓ xícara de salsa fresca picada

REPOLHO

- 2 c. de sopa de azeite
- 1 cebola média, fatiada
- 1 cabeça pequena de repolho verde ou roxo, sem caroço e em fatias finas

1. Para o goulash, cozinhe a carne de porco moída, os pimentões e as cebolas em um forno holandês grande em fogo médio-alto por 8 a 10 minutos ou até que a carne de porco não esteja mais rosada e os vegetais estejam

macios, mexendo com uma panela de madeira colher para desfazer a carne. Escorra a gordura. Reduza o fogo para baixo; adicione pimenta vermelha, tempero defumado, sementes de alcaravia e manjerona. Cubra e cozinhe por 10 minutos. Adicione os tomates não escorridos e o vinagre. Ferver; reduzir o calor. Cozinhe, coberto, por 20 minutos.

2. Enquanto isso, para o repolho, em uma frigideira grande, aqueça o óleo em fogo médio. Adicione a cebola e cozinhe até ficar macia, cerca de 2 minutos. Adicione o repolho; mexa para combinar. Reduza o fogo para baixo. Cozinhe por aprox. 8 minutos ou até que o repolho esteja macio, mexendo ocasionalmente.

3. Para servir, coloque um pouco da mistura de repolho em um prato. Cubra com goulash e polvilhe com raspas de limão e salsa.

ALMÔNDEGAS DE LINGUIÇA ITALIANA MARINARA COM ERVA-DOCE FATIADA E MOLHO DE CEBOLA

PREPARAÇÃO:30 minutos para assar: 30 minutos para assar: 40 minutos Rendimento: 4 a 6 porções

ESTA RECEITA É UM RARO EXEMPLODE UM PRODUTO ENLATADO QUE FUNCIONA TÃO BEM QUANTO - SE NÃO MELHOR - A VERSÃO FRESCA. A MENOS QUE VOCÊ TENHA TOMATES MUITO, MUITO MADUROS, NÃO OBTERÁ UMA CONSISTÊNCIA TÃO BOA EM UM MOLHO COM TOMATES FRESCOS QUANTO COM TOMATES ENLATADOS. APENAS CERTIFIQUE-SE DE USAR UM PRODUTO SEM SAL – E MELHOR AINDA, ORGÂNICO.

BOLAS DE CARNE

2 ovos grandes

½ xícara de farinha de amêndoa

8 dentes de alho bem picados

6 colheres de sopa de vinho branco seco

1 colher de sopa de páprica

2 colheres de pimenta preta

1 colher de chá de sementes de erva-doce, levemente esmagadas

1 colher de chá de orégano seco, esmagado

1 colher de chá de tomilho seco, esmagado

¼ a ½ colher de chá de pimenta caiena

1 ½ libras de carne de porco moída

MARINARA

2 c. de sopa de azeite

2 latas de 15 onças de tomate amassado sem adição de sal ou uma lata de 28 onças de tomate amassado sem adição de sal

½ xícara de manjericão fresco picado

3 bulbos de erva-doce de tamanho médio, cortados ao meio, sem caroço e em fatias finas

1 cebola doce grande, cortada ao meio e em fatias finas

1. Pré-aqueça o forno a 375 °F. Forre uma assadeira grande com papel manteiga; colocar de lado. Em uma tigela grande, misture os ovos, a farinha de amêndoa, 6 dentes de alho picados, 3 colheres de sopa de vinho, páprica, 1 ½ colher de chá de pimenta-do-reino, sementes de erva-doce, orégano, tomilho e pimenta caiena. Adicione a carne de porco; Misture bem. Forme a mistura de carne de porco em almôndegas de 1,5 cm (deve ter cerca de 24 almôndegas); arrume em uma única camada na assadeira preparada. Asse por cerca de 30 minutos ou até dourar levemente, virando uma vez enquanto assa.

2. Enquanto isso, para o molho marinara, aqueça 1 colher de sopa de azeite em um forno holandês de 4 a 6 litros. Adicione os 2 dentes restantes de alho picado; cozinhe por aprox. 1 minuto ou até começar a dourar. Adicione rapidamente as restantes 3 colheres de sopa de vinho, os tomates esmagados e o manjericão. Ferver; reduzir o calor. Cozinhe descoberto por 5 minutos. Mexa as almôndegas cozidas cuidadosamente no molho marinara. Cubra e cozinhe por 25 a 30 minutos.

3. Enquanto isso, aqueça 1 colher de sopa de azeite restante em uma frigideira grande em fogo médio. Misture a erva-doce fatiada e a cebola. Cozinhe por 8 a 10 minutos ou até ficar macio e levemente dourado, mexendo sempre. Tempere com a restante ½ colher de chá de pimenta-do-reino. Sirva as almôndegas e o molho marinara sobre o molho de erva-doce e cebola.

BARQUINHOS DE ABOBRINHA RECHEADOS COM MANJERICÃO E PINHÕES

PREPARAÇÃO:20 minutos para assar: 22 minutos para assar: 20 minutos rende: 4 porções

AS CRIANÇAS VÃO ADORAR ESTE PRATO DIVERTIDODE ABOBRINHA OCA RECHEADA COM CARNE DE PORCO MOÍDA, TOMATE E PIMENTÃO. SE QUISER, MISTURE 3 COLHERES DE SOPA DE PESTO DE MANJERICÃO (CONSULTE<u>RECEITA</u>) EM VEZ DE MANJERICÃO FRESCO, SALSA E PINHÕES.

- 2 abobrinhas médias
- 1 colher de sopa de azeite extra virgem
- 12 gramas de carne moída
- ¾ xícara de cebola picada
- 2 dentes de alho, bem picados
- 1 xícara de tomate picado
- ⅔ xícara de pimentão amarelo ou laranja finamente picado
- 1 colher de chá de sementes de erva-doce, levemente esmagadas
- ½ colher de chá de flocos de pimenta vermelha esmagada
- ¼ xícara de manjericão fresco picado
- 3 colheres de sopa de salsa fresca picada
- 2 colheres de sopa de pinhões, torrados (ver<u>Pontas</u>) e picado grosseiramente
- 1 colher de chá de casca de limão finamente ralada

1. Pré-aqueça o forno a 350°F. Corte a abóbora ao meio no sentido do comprimento e raspe cuidadosamente o centro, deixando uma casca de ¼ de polegada de espessura. Pique grosseiramente a massa de abobrinha e reserve. Coloque as metades de abobrinha com o lado

cortado para cima em uma assadeira forrada com papel alumínio.

2. Para o recheio, aqueça o azeite em uma frigideira grande em fogo médio-alto. Adicione a carne de porco moída; cozinhe até não ficar mais rosado, mexendo com uma colher de pau para quebrar a carne. Escorra a gordura. Reduza o calor para médio. Adicione a abóbora reservada, a cebola e o alho; cozinhe e mexa por cerca de 8 minutos ou até a cebola ficar macia. Misture os tomates, páprica, sementes de erva-doce e pimenta vermelha esmagada. Cozinhe por cerca de 10 minutos ou até que os tomates estejam macios e começando a desmanchar. Tire a panela do fogo. Junte o manjericão, a salsa, os pinhões e as raspas de limão. Divida o recheio entre as cascas de abobrinha, pique um pouco. Asse por 20 a 25 minutos ou até que as cascas das abobrinhas estejam macias e crocantes.

TIGELAS DE "MACARRÃO" DE CARNE DE PORCO AO CURRY E ABACAXI COM LEITE DE COCO E ERVAS

PREPARAÇÃO:30 minutos para assar: 15 minutos para assar: 40 minutos rende: 4 porçõesFOTO

1 abobrinha espaguete grande

2 colheres de óleo de coco refinado

1 libra de carne de porco moída

2 colheres de sopa de cebola bem picada

2 colheres de sopa de suco de limão fresco

1 colher de sopa de gengibre fresco bem picado

6 dentes de alho bem picados

1 colher de sopa de erva-cidreira finamente picada

1 colher de sopa de pó de caril vermelho tailandês sem sal

1 xícara de pimentão vermelho picado

1 xícara de cebola picada

½ xícara de cenoura ralada

1 baby bok choy, fatiado (3 xícaras)

1 xícara de cogumelos frescos fatiados

1 ou 2 pimentões tailandeses, em fatias finas (verPontas)

1 lata de leite de coco natural de 13,5 onças (como Nature's Way)

½ xícara de caldo de osso de galinha (verreceita) ou caldo de galinha sem sal

¼ xícara de suco de abacaxi fresco

3 colheres de sopa de manteiga de caju sem sal sem óleo adicionado

1 xícara de abacaxi fresco picado

Fatias de limão

Coentro fresco, hortelã e/ou manjericão tailandês

Castanhas de caju torradas picadas

1. Pré-aqueça o forno a 400°F. Abóbora espaguete de microondas em alta por 3 minutos. Com cuidado, corte a abóbora ao meio no sentido do comprimento e raspe as sementes. Esfregue 1 colher de sopa de óleo de coco sobre os lados cortados da abóbora. Coloque as metades da abóbora, com os lados cortados para baixo, em uma assadeira. Asse por 40 a 50 minutos ou até que a abóbora possa ser facilmente perfurada com uma faca. Usando os dentes de um garfo, raspe a carne das cascas e mantenha quente até a hora de servir.

2. Enquanto isso, misture a carne de porco, a cebolinha, o suco de limão, o gengibre, o alho, o capim-limão e o curry em uma tigela média. Misture bem. Aqueça a 1 colher de sopa restante de óleo de coco em uma frigideira extra grande em fogo médio-alto. Adicione a mistura de carne de porco; cozinhe até não ficar mais rosado, mexendo com uma colher de pau para quebrar a carne. Adicione o pimentão, a cebola e a cenoura; cozinhe e mexa por cerca de 3 minutos ou até que os legumes estejam macios e crocantes. Junte o bok choy, os cogumelos, a malagueta, o leite de coco, o caldo de osso de galinha, o sumo de ananás e a manteiga de caju. Ferver; reduzir o calor. Adicione o abacaxi; cozinhe descoberto até aquecer completamente.

3. Para servir, divida o espaguete de abóbora em quatro tigelas. Despeje a carne de curry sobre a abóbora. Sirva com limão, ervas e castanha de caju.

CARNE DE PORCO GRELHADA PICANTE COM SALADA DE PEPINO AZEDO

PREPARAÇÃO:30 minutos grill: 10 minutos stand: 10 minutos rende: 4 porções

A SALADA CROCANTE DE PEPINOAROMATIZADO COM MENTA FRESCA É UM COMPLEMENTO REFRESCANTE PARA OS HAMBÚRGUERES DE PORCO PICANTES.

- ⅓ xícara de azeite
- ¼ xícara de hortelã fresca picada
- 3 colheres de sopa de vinagre de vinho branco
- 8 dentes de alho bem picados
- ¼ colher de chá de pimenta preta
- 2 pepinos médios em fatias bem finas
- 1 cebola pequena, em fatias finas (cerca de ½ xícara)
- 1¼ a 1½ libras de carne de porco moída
- ¼ xícara de coentro fresco picado
- 1 a 2 pimentas jalapeño ou serrano frescas de tamanho médio, sem sementes (se desejar) e picadas finamente (consulte_Pontas_)
- 2 pimentões vermelhos médios, sem sementes e cortados em quartos
- 2 colheres de chá de azeite

1. Em uma tigela grande, misture ⅓ xícara de azeite, hortelã, vinagre, 2 dentes de alho picados e pimenta-do-reino. Adicione pepinos e cebolas fatiados. Mexa até ficar bem revestido. Cubra e leve à geladeira até a hora de servir, mexendo uma ou duas vezes.

2. Combine a carne de porco, o coentro, a pimenta malagueta e os 6 dentes de alho picados restantes em uma tigela grande. Forme quatro rissóis de ¾ de polegada de espessura. Pincele levemente os quartos de pimenta com 2 colheres de chá de azeite.

3. Para uma grelha a carvão ou a gás, coloque as costeletas e os quartos de pimentão diretamente em fogo médio. Cubra e grelhe até que um termômetro de leitura instantânea inserido nas laterais dos hambúrgueres de porco registre 160 ° F e os quartos de pimenta estejam macios e levemente carbonizados, virando os hambúrgueres e os quartos de pimenta uma vez na metade do cozimento. Aguarde 10 a 12 minutos para os hambúrgueres e 8 a 10 minutos para os quartos de pimenta.

4. Quando os quartos de pimenta estiverem prontos, embrulhe-os em um pedaço de papel alumínio para envolvê-los completamente. Deixe por cerca de 10 minutos ou até esfriar o suficiente para manusear. Use uma faca afiada e retire cuidadosamente a casca da pimenta. Corte a pimenta em fatias finas no sentido do comprimento.

5. Para servir, misture a salada de pepino e coloque-a uniformemente em quatro travessas grandes. Coloque um pedaço de carne de porco em cada prato. Coloque as fatias de pimentão vermelho uniformemente sobre os hambúrgueres.

PIZZA DE MASSA DE ABOBRINHA COM PESTO DE TOMATE SECO, PIMENTÃO E LINGUIÇA ITALIANA

PREPARAÇÃO:30 minutos para assar: 15 minutos para assar: 30 minutos rende: 4 porções

ESTA É A PIZZA DE GARFO E FACA.CERTIFIQUE-SE DE PRESSIONAR LEVEMENTE A LINGUIÇA E A PÁPRICA NA CROSTA REVESTIDA COM PESTO PARA QUE AS COBERTURAS ADIRAM O SUFICIENTE PARA QUE A PIZZA SEJA CORTADA COM CUIDADO.

- 2 c. de sopa de azeite
- 1 colher de sopa de amêndoas finamente moídas
- 1 ovo grande, levemente batido
- ½ xícara de farinha de amêndoa
- 1 colher de sopa de orégano fresco picado
- ¼ colher de chá de pimenta preta
- 3 dentes de alho, finamente picados
- 3½ xícaras de abobrinha ralada (2 médias)
- Salsicha italiana (ver receita, abaixo)
- 1 colher de sopa de azeite extra virgem
- 1 pimentão (amarelo, vermelho ou metade de cada), sem sementes e cortado em tiras bem finas
- 1 cebola pequena, em fatias finas
- Pesto de tomate seco (ver receita, abaixo)

1. Pré-aqueça o forno a 425°F. Pincele uma forma de pizza de 12 polegadas com 2 colheres de sopa de azeite. Polvilhe com amêndoas moídas; colocar de lado.

2. Para a crosta, misture os ovos, a farinha de amêndoa, o orégano, a pimenta-do-reino e o alho em uma tigela

grande. Coloque a abobrinha ralada em uma toalha limpa ou pedaço de gaze. Enrole bem

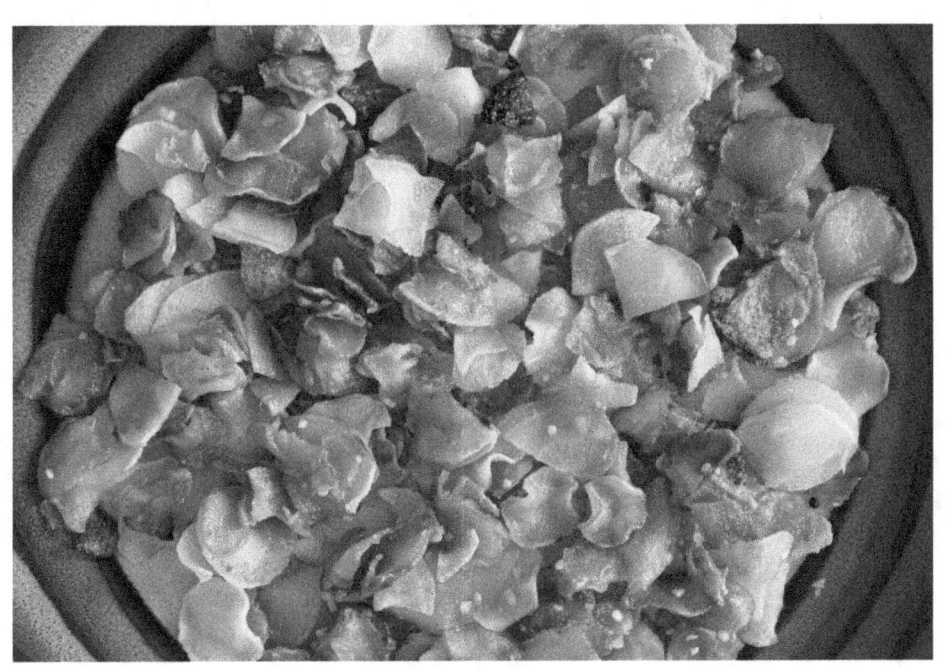

PERNA DE BORREGO FUMADO COM COENTROS E LIMÃO COM ESPARGOS GRELHADOS

ABSORVER:30 minutos de preparação: 20 minutos de grelhados: 45 minutos de espera: 10 minutos para: 6 a 8 porções

SIMPLES MAS ELEGANTE, ESTE PRATO TEMDOIS INGREDIENTES QUE SE DESTACAM NA PRIMAVERA - CORDEIRO E ASPARGOS. TORRAR SEMENTES DE COENTRO REALÇA O SABOR QUENTE, TERROSO E LEVEMENTE AZEDO.

- 1 xícara de chips de nogueira
- 2 c. de sopa de sementes de coentros
- 2 colheres de sopa de casca de limão finamente ralada
- 1½ colher de chá de pimenta preta
- 2 colheres de sopa de tomilho fresco picado
- 1 perna de cordeiro desossada de 2 a 3 quilos
- 2 maços de espargos frescos
- 1 colher de sopa de azeite
- ¼ colher de chá de pimenta preta
- 1 limão, esquartejado

1. Pelo menos 30 minutos antes de fumar, em uma tigela, mergulhe as lascas de nogueira em água suficiente para cobrir; colocar de lado. Enquanto isso, toste as sementes de coentro em fogo médio em uma panela pequena por aprox. 2 minutos ou até perfumado e crepitante, mexendo sempre. Retire as sementes da panela; Deixe esfriar. Quando as sementes esfriarem, esmague-as grosseiramente em um almofariz e pilão (ou coloque as sementes em uma tábua e esmague-as com as costas de uma colher de pau). Em uma tigela pequena, misture as

sementes de coentro esmagadas, as raspas de limão, 1 ½ colher de chá de pimenta e tomilho; colocar de lado.

2. Remova a rede do cordeiro assado, se houver. Abra a assadeira em uma superfície de trabalho com a gordura voltada para baixo. Polvilhe metade da mistura de especiarias sobre a carne; esfregue com os dedos. Enrole a assadeira e amarre com quatro a seis pedaços de barbante 100% algodão. Polvilhe a mistura de especiarias restante por fora da assadeira, pressionando levemente para aderir.

3. Para grelhar a carvão, arrume os carvões em temperatura média ao redor de uma pingadeira. Teste o fogo médio sobre a panela. Polvilhe as lascas escorridas sobre as brasas. Coloque o cordeiro assado na grelha sobre a pingadeira. Cubra e fume por 40 a 50 minutos para médio (145 ° F). (Para uma grelha a gás, pré-aqueça a grelha. Reduza o fogo para médio. Ajuste para cozimento indireto. Fume como acima, exceto adicionar lascas escorridas de acordo com as instruções do fabricante.) Cubra o assado frouxamente com papel alumínio. Deixe por 10 minutos antes de cortar.

4. Entretanto, corte as pontas dos espargos. Misture os aspargos com azeite e ¼ colher de chá de pimenta em uma tigela grande. Coloque os aspargos nas bordas externas da grelha, diretamente acima das brasas e perpendicularmente à grelha. Cubra e grelhe por 5 a 6 minutos até ficar crocante. Esprema as rodelas de limão sobre os aspargos.

5. Retire o barbante do cordeiro assado e corte a carne em fatias finas. Sirva a carne com aspargos grelhados.

CALDEIRADA DE CORDEIRO

PREPARAÇÃO:30 minutos de cozimento: 2 horas 40 minutos rende: 4 porções

AQUEÇA-SE COM ESTE SABOROSO GUISADONUMA NOITE DE OUTONO OU INVERNO. O ENSOPADO É SERVIDO SOBRE UM AVELUDADO PURÊ DE AIPO-PARSNAGA AROMATIZADO COM MOSTARDA TIPO DIJON, CREME DE CAJU E CEBOLINHA. NOTA: A RAIZ DE AIPO AS VEZES E CHAMADA DE AIPO.

- 10 grãos de pimenta preta
- 6 folhas de sálvia
- 3 todos os tipos de coisas
- 2 tiras de 2 polegadas de casca de laranja
- 2 libras de ombro de cordeiro desossado
- 3 c. de sopa de azeite
- 2 cebolas médias, picadas grosseiramente
- 1 lata de 14,5 onças de tomate em cubos sem sal, não escorrido
- 1 ½ xícaras de caldo de osso de carne (ver receita) ou caldo de carne sem sal
- ¾ xícara de vinho branco seco
- 3 dentes grandes de alho, amassados e descascados
- 2 libras de raiz de aipo, descascadas e cortadas em cubos de 1 polegada
- 6 pastinacas médias, descascadas e cortadas em fatias de 1 polegada (cerca de 2 libras)
- 2 c. de sopa de azeite
- 2 colheres de sopa de creme de caju (ver receita)
- 1 colher de sopa de mostarda tipo Dijon (ver receita)
- ¼ xícara de cebolinha picada

1. Para o bouquet garni, corte um quadrado de 7 polegadas de gaze. Coloque pimenta, sálvia, pimenta da Jamaica e casca de laranja no centro do pano de queijo. Pegue os cantos do pano de queijo e amarre bem com barbante 100% algodão limpo. Coloque de lado.

2. Corte a gordura da paleta de borrego; corte o cordeiro em pedaços de 1 polegada. Aqueça as 3 colheres de sopa de azeite em fogo médio em um forno holandês. Cozinhe o cordeiro, em lotes, se necessário, em óleo quente até dourar; retire da panela e mantenha quente. Adicione a cebola à panela; cozinhe por 5 a 8 minutos ou até ficar macio e levemente dourado. Adicione o bouquet garni, os tomates não escorridos, 1 ¼ xícara de caldo de carne, vinho e alho. Ferver; reduzir o calor. Cozinhe, coberto, por 2 horas, mexendo ocasionalmente. Retire e descarte o bouquet garni.

3. Enquanto isso, para o purê, coloque a raiz de aipo e as pastinacas em uma panela grande; cubra com água. Levar a ferver a fogo médio alto; reduzir o calor para baixo. Cubra e cozinhe por 30 a 40 minutos ou até que os legumes estejam bem macios quando perfurados com um garfo. Drenagem; coloque os legumes em um processador de alimentos. Adicione o restante ¼ xícara de caldo de osso de carne e 2 colheres de sopa de óleo; pulsar até que o purê esteja quase liso, mas ainda com alguma textura, parando uma ou duas vezes para raspar as laterais. Transfira o purê para uma tigela. Junte o creme de caju, a mostarda e a cebolinha.

4. Para servir, divida o purê entre quatro tigelas; Cubra com Panela Quente de Cordeiro.

ENSOPADO DE CORDEIRO COM MACARRÃO DE RAIZ DE AIPO

PREPARAÇÃO:30 minutos para assar: 1 hora 30 minutos rende: 6 porções

A RAIZ DE AIPO ADOTA UMA ABORDAGEM COMPLETAMENTE DIFERENTEFORMA-SE NESTE GUISADO DO QUE NO ENSOPADO DE BORREGO (VER<u>RECEITA</u>). UM CORTADOR DE BANDOLIM É USADO PARA FAZER TIRAS MUITO FINAS DA RAIZ DOCE E NOZ. COZINHE O "MACARRÃO" NO ENSOPADO ATÉ FICAR MACIO.

- 2 colheres de chá de tempero de limão e ervas (consulte<u>receita</u>)
- 1 ½ libras de ensopado de cordeiro, cortado em cubos de 1 polegada
- 2 c. de sopa de azeite
- 2 xícaras de cebola picada
- 1 xícara de cenoura picada
- 1 xícara de nabos em cubos
- 1 colher (sopa) de alho bem picado (6 dentes)
- 2 colheres de sopa de extrato de tomate sem adição de sal
- ½ xícara de vinho tinto seco
- 4 xícaras de caldo de osso de carne (ver<u>receita</u>) ou caldo de carne sem sal
- 1 folha de louro
- 2 xícaras de abóbora em cubos de 1 polegada
- 1 xícara de berinjela em cubos
- 1 libra de raiz de aipo, descascada
- Salsa fresca finamente picada

1. Pré-aqueça o forno a 250°F. Polvilhe o tempero de erva-limão uniformemente sobre o cordeiro. Misture delicadamente para revestir. Aqueça um forno holandês de 6 a 8 litros em fogo médio-alto. Adicione 1 colher de sopa de azeite e metade do cordeiro temperado ao forno holandês. Doure a carne em óleo quente de todos os lados;

transfira a carne dourada para um prato e repita com o cordeiro restante e o azeite. Reduza o calor para médio.

2. Adicione as cebolas, cenouras e nabos à panela. Cozinhe e mexa os legumes por 4 minutos; adicione o alho e o purê de tomate e cozinhe por mais 1 minuto. Adicione o vinho tinto, o Caldo de Osso de Carne, a folha de louro e a carne reservada e os sucos coletados na panela. Leve a mistura para ferver. Cubra e coloque o forno holandês no forno pré-aquecido. Asse por 1 hora. Misture a abóbora e a berinjela. Volte ao forno e asse por mais 30 minutos.

3. Enquanto o guisado está no forno, use um mandolim para cortar a raiz de aipo em fatias bem finas. Corte as fatias de raiz de aipo em tiras de ½ polegada de largura. (Você deve ter cerca de 4 xícaras.) Misture as tiras de raiz de aipo no ensopado. Cozinhe por cerca de 10 minutos ou até que estejam macios. Retire e descarte as folhas de louro antes de servir o ensopado. Polvilhe cada porção com salsa picada.

COSTELETAS DE BORREGO FRANCESAS COM CHUTNEY DE ROMÃ

PREPARAÇÃO:10 minutos de cozimento: 18 minutos de resfriamento: 10 minutos rende: 4 porções

O TERMO "FRANCÊS" REFERE-SE A UMA COSTELADO QUAL A GORDURA, A CARNE E O TECIDO CONJUNTIVO FORAM REMOVIDOS COM UMA FACA AFIADA. FAZ UMA APRESENTAÇÃO ATRAENTE. PEÇA AO SEU AÇOUGUEIRO PARA FAZER ISSO, OU VOCÊ MESMO PODE FAZER.

MOLHO PICANTE
- ½ xícara de suco de romã sem açúcar
- 1 colher de sopa de suco de limão fresco
- 1 chalota, descascada e cortada em rodelas finas
- 1 colher de chá de casca de laranja ralada finamente
- ⅓ xícara de tâmaras Medjool picadas
- ¼ colher de chá de pimenta vermelha esmagada
- ¼ xícara de arilos de romã*
- 1 colher de sopa de azeite
- 1 colher de sopa de salsa italiana fresca picada (folha plana)

COSTELETAS DE CORDEIRO
- 2 c. de sopa de azeite
- 8 costeletas de borrego francesas

1. Para o chutney, misture o suco de romã, suco de limão e cebolinha em uma panela pequena. Ferver; reduzir o calor. Cozinhe descoberto por 2 minutos. Adicione as raspas de laranja, tâmaras e pimenta vermelha esmagada. Deixe esfriar, cerca de 10 minutos. Misture a romã, 1

colher de sopa de azeite e salsa. Reserve em temperatura ambiente até servir.

2. Para as costeletas, aqueça 2 colheres de sopa de azeite em uma panela grande em fogo médio. Trabalhando em grupos, coloque as costeletas na panela e cozinhe por 6 a 8 minutos em ponto médio (145 ° F), virando uma vez. Top costeletas com chutney.

*Nota: Romãs frescas e seus arilos, ou sementes, estão disponíveis de outubro a fevereiro. Se você não conseguir encontrá-los, use sementes secas sem açúcar para adicionar crocância ao chutney.

COSTELETAS DE CORDEIRO CHIMICHURRI COM SALADA DE RADICCHIO SALTEADA

PREPARAÇÃO: 30 minutos marinado: 20 minutos assado: 20 minutos rendimento: 4 porções

NA ARGENTINA, O CHIMICHURRI É O CONDIMENTO MAIS POPULARQUE ACOMPANHA O FAMOSO BIFE GAÚCHO NA BRASA. EXISTEM MUITAS VARIAÇÕES, MAS O MOLHO ESPESSO DE ERVAS COSTUMA SER FEITO COM SALSA, COENTRO OU ORÉGANO, CEBOLINHA E/OU ALHO, PIMENTA VERMELHA ESMAGADA, AZEITE E VINAGRE DE VINHO TINTO. É ÓTIMO EM BIFE GRELHADO, MAS IGUALMENTE BRILHANTE EM COSTELETAS DE CORDEIRO FRITAS OU FRITAS, FRANGO E PORCO.

8 costeletas de cordeiro, cortadas com 1 polegada de espessura

½ xícara de molho Chimichurri (ver receita)

2 c. de sopa de azeite

1 cebola doce, cortada ao meio e fatiada

1 colher de chá de sementes de cominho, esmagadas*

1 dente de alho, finamente picado

1 radicchio de cabeça, sem caroço e cortado em tiras finas

1 colher de vinagre balsâmico

1. Coloque as costeletas de cordeiro em uma tigela grande. Regue com 2 colheres de sopa de molho Chimichurri. Com os dedos, esfregue o molho em toda a superfície de cada costeleta. Deixe as costeletas marinarem em temperatura ambiente por 20 minutos.

2. Enquanto isso, para a salada de radicchio salteada, aqueça 1 colher de sopa de azeite em uma frigideira grande.

Adicione a cebola, o cominho e o alho; cozinhe por 6 a 7 minutos ou até a cebola amolecer, mexendo sempre. Adicione radicchio; cozinhe por 1 a 2 minutos ou até o radicchio murchar levemente. Transfira a salada para uma tigela grande. Adicione o vinagre balsâmico e misture bem para combinar. Cubra e mantenha aquecido.

3. Limpe a panela. Adicione a 1 colher de sopa restante de azeite à panela e aqueça em fogo médio-alto. Adicione costeletas de cordeiro; reduza o fogo para médio. Cozinhe por 9 a 11 minutos ou até o ponto desejado, virando as costeletas ocasionalmente com pinças.

4. Sirva as costeletas com a salada e o restante do molho Chimichurri.

*Nota: Para esmagar o cominho, use um almofariz e pilão – ou coloque as sementes em uma tábua e esmague-as com uma faca de cozinha.

COSTELETAS DE BORREGO TEMPERADAS COM ANCHO E SÁLVIA COM REMOULADE DE BATATA-DOCE COM CENOURA

PREPARAÇÃO:12 minutos Frio: 1 a 2 horas Grelhador: 6 minutos Rendimento: 4 porções

EXISTEM TRES TIPOS DE COSTELETAS DE CORDEIRO.COSTELETAS GROSSAS E CARNUDAS PARECEM PEQUENOS BIFES DE T-BONE. COSTELETAS DE COSTELA – CHAMADAS AQUI – SÃO FEITAS CORTANDO ENTRE OS OSSOS DE UMA COSTELA DE CORDEIRO. ELES SÃO MUITO MACIOS E TÊM UMA PERNA LONGA E ATRAENTE AO LADO. ELES SÃO FREQUENTEMENTE SERVIDOS FRITOS OU GRELHADOS. COSTELETAS DE OMBRO ECONÔMICAS SÃO LIGEIRAMENTE MAIS GORDAS E MENOS MACIAS DO QUE OS OUTROS DOIS TIPOS. ELES SÃO MELHOR DOURADOS E DEPOIS FRITOS EM VINHO, CALDO E TOMATE - OU UMA COMBINAÇÃO DELES.

- 3 cenouras médias raladas grosseiramente
- 2 batatas doces pequenas, cortadas em juliana* ou ralada grosseiramente
- ½ xícara Paleo Mayo (ver receita)
- 2 colheres de sopa de suco de limão fresco
- 2 colheres de chá de mostarda tipo Dijon (ver receita)
- 2 colheres de sopa de salsa fresca picada
- ½ colher de chá de pimenta preta
- 8 costeletas de cordeiro, cortadas de ½ a ¾ de polegada de espessura
- 2 colheres de sopa de sálvia fresca picada ou 2 colheres de chá de sálvia seca, esmagada
- 2 colheres de chá de pimenta ancho moída
- ½ colher de chá de alho em pó

1. Para o remoulade, em uma tigela média, misture as cenouras e as batatas-doces. Em uma tigela pequena, misture Paleo Mayo, suco de limão, mostarda tipo Dijon, salsa e pimenta-do-reino. Despeje sobre as cenouras e batatas doces; jogue para revestir. Cubra e refrigere por 1 a 2 horas.

2. Enquanto isso, misture a sálvia, o anchochile e o alho em pó em uma tigela pequena. Esfregue a mistura de especiarias nas costeletas de cordeiro.

3. Para uma churrasqueira a carvão ou a gás, coloque as costeletas de cordeiro em uma grelha em fogo médio. Cubra e grelhe por 6 a 8 minutos para mal passado (145 ° F) ou 10 a 12 minutos para médio (150 ° F), virando uma vez na metade do tempo de cozimento.

4. Sirva as costeletas de borrego com o remoulade.

*Nota: Use um bandolim com acessório juliana para cortar as batatas-doces.

COSTELETAS DE BORREGO COM CHALOTAS, HORTELÃ E ORÉGÃOS

PREPARAÇÃO:20 minutos Marinar: 1 a 24 horas Assado: 40 minutos Grelhado: 12 minutos Rendimento: 4 porções

TAL COMO ACONTECE COM A MAIORIA DAS CARNES MARINADAS,QUANTO MAIS TEMPO VOCÊ DEIXAR ESFREGAR AS ERVAS NAS COSTELETAS DE CORDEIRO ANTES DE COZINHAR, MAIS SABOROSAS ELAS FICARÃO. HÁ UMA EXCEÇÃO A ESSA REGRA, QUE É QUANDO VOCÊ USA UMA MARINADA QUE CONTÉM INGREDIENTES ALTAMENTE ÁCIDOS, COMO SUCO CÍTRICO, VINAGRE E VINHO. SE VOCÊ DEIXAR A CARNE EM UMA MARINADA ÁCIDA POR MUITO TEMPO, ELA COMEÇARÁ A QUEBRAR E FICAR MOLE.

CORDEIRO

2 colheres de sopa de chalotas bem picadas

2 colheres de sopa de hortelã fresca bem picada

2 colheres de sopa de orégano fresco bem picado

5 colheres de chá de especiarias mediterrânicas (ver receita)

4 colheres de chá de azeite

2 dentes de alho, bem picados

8 costeletas de costela de cordeiro, cortadas com cerca de 2,5 cm de espessura

SALADA

¾ libra de beterraba, aparada

1 colher de sopa de azeite

¼ xícara de suco de limão fresco

¼ xícara de azeite

1 colher de sopa de chalotas bem picadas

1 colher de chá de mostarda tipo Dijon (ver receita)

6 xícaras de verduras mistas

4 colheres de chá de cebolinha picada

1. Para o cordeiro, em uma tigela pequena, misture 2 colheres de sopa de chalota, hortelã, orégano, 4 colheres de chá de tempero mediterrâneo e 4 colheres de chá de azeite. Polvilhe esfregar sobre todos os lados das costeletas de cordeiro; esfregue com os dedos. Coloque as costeletas em um prato; cubra com filme plástico e leve à geladeira por pelo menos 1 hora ou até 24 horas para marinar.

2. Para salada, pré-aqueça o forno a 400°F. Esfregue bem as beterrabas; corte em cubos. Coloque em um refratário de 2 litros. Regue com 1 colher de sopa de azeite. Cubra o prato com papel alumínio. Asse por cerca de 40 minutos ou até que a beterraba esteja macia. Esfrie completamente. (A beterraba pode ser assada com até 2 dias de antecedência.)

3. Combine suco de limão, ¼ xícara de azeite, 1 colher de sopa de chalota, mostarda tipo Dijon e 1 colher de chá de tempero mediterrâneo restante em uma jarra com tampa de rosca. Cubra e agite bem. Combine beterraba e verduras em uma tigela de salada; misture com um pouco do vinagrete.

4. Para uma grelha a carvão ou a gás, coloque as costeletas na grelha untada diretamente em fogo médio. Cubra e grelhe até o ponto desejado, virando uma vez na metade do cozimento. Aguarde 12 a 14 minutos para mal passado (145 ° F) ou 15 a 17 minutos para médio (160 ° F).

5. Para servir, coloque 2 costeletas de cordeiro e um pouco da salada em cada um dos quatro pratos de servir. Polvilhe com cebolinha. Passe vinagrete restante.

HAMBURGUERES DE CORDEIRO RECHEADOS NO JARDIM COM COULIS DE PIMENTA VERMELHA

PREPARAÇÃO:20 minutos de espera: 15 minutos de grelhados: 27 minutos para: 4 porções

UM COULIS NADA MAIS E DO QUE UM MOLHO SIMPLES E SUAVEFEITO DE PURE DE FRUTAS OU LEGUMES. O MOLHO DE PIMENTA VERMELHO BRILHANTE E BONITO PARA ESSES HAMBÚRGUERES DE CORDEIRO RECEBE UMA DOSE DUPLA DE FUMAÇA - DA GRELHA E DE UMA DOSE DE PÁPRICA DEFUMADA.

COULIS DE PIMENTA VERMELHA
- 1 pimenta vermelha grande
- 1 colher de sopa de vinho branco seco ou vinagre de vinho branco
- 1 colher de chá de azeite
- ½ colher de chá de páprica defumada

HAMBURGUERES
- ¼ xícara de tomates secos sem enxofre picados
- ¼ xícara de abobrinha ralada
- 1 colher de sopa de manjericão fresco picado
- 2 colheres de chá de azeite
- ½ colher de chá de pimenta preta
- 1 ½ libras de cordeiro moído
- 1 clara de ovo, levemente batida
- 1 colher de sopa de especiarias mediterrânicas (ver<u>receita</u>)

1. Para o coulis de pimenta vermelha, coloque as pimentas vermelhas na grelha diretamente em fogo médio. Cubra e grelhe por 15 a 20 minutos ou até ficar carbonizado e bem macio, virando a pimenta a cada 5 minutos para dourar

cada lado. Retire da grelha e coloque imediatamente em um saco de papel ou papel alumínio para envolver completamente os pimentões. Deixe por 15 minutos ou até esfriar o suficiente para manusear. Usando uma faca afiada, retire cuidadosamente a pele e descarte. Pimente um quarto no sentido do comprimento e remova os caules, sementes e membranas. Combine pimenta assada, vinho, azeite e páprica defumada em um processador de alimentos. Cubra e processe ou misture até ficar homogêneo.

2. Enquanto isso, para o recheio, coloque os tomates secos em uma tigela pequena e cubra com água fervente. Deixe por 5 minutos; drenagem. Tomate seco e abobrinha ralada com papel toalha. Na tigela pequena, misture os tomates, a abobrinha, o manjericão, o azeite e ¼ colher de chá de pimenta-do-reino; colocar de lado.

3. Combine cordeiro moído, clara de ovo, ¼ colher de chá restante de pimenta-do-reino e tempero mediterrâneo em uma tigela grande; Misture bem. Divida a mistura de carne em oito porções iguais e molde cada uma em um hambúrguer de ¼ de polegada de espessura. Coloque o recheio em quatro dos hambúrgueres; cubra com os hambúrgueres restantes e aperte as bordas para selar o recheio.

4. Coloque os bifes na grelha diretamente em fogo médio. Cubra e grelhe por 12 a 14 minutos ou até terminar (160 ° F), virando uma vez na metade do cozimento.

5. Para servir, cubra os hambúrgueres com coulis de pimenta vermelha.

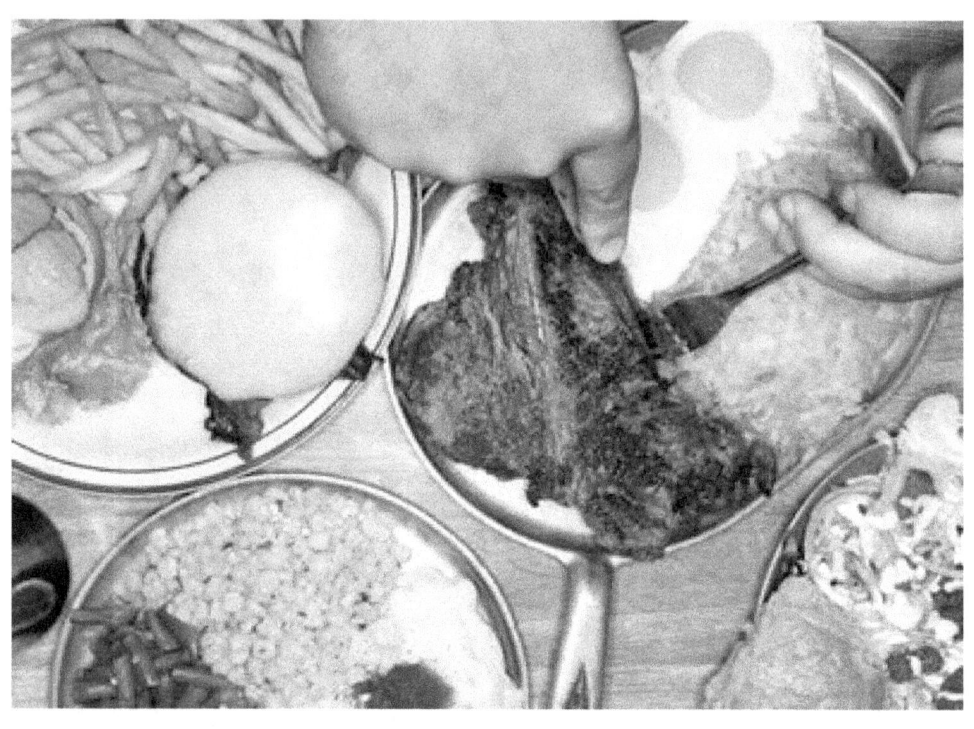

ESPETINHOS DUPLOS DE CORDEIRO COM ORÉGANO E MOLHO TZATZIKI

ABSORVER:30 minutos de preparação: 20 minutos de frio: 30 minutos de grelhados: 8 minutos rende: 4 porções

ESTES ESPETINHOS DE CORDEIRO SÃO MESMOO QUE É CONHECIDO COMO KOFTA NO MEDITERRÂNEO E NO ORIENTE MÉDIO - CARNE PICADA TEMPERADA (GERALMENTE CORDEIRO OU BOI) É MOLDADA EM BOLAS OU EM TORNO DE UM ESPETO E DEPOIS GRELHADA. OS ORÉGÃOS FRESCOS E SECOS CONFEREM-LHES UM BOM SABOR GREGO.

8 espetos de madeira de 10 polegadas

ESPETINHOS DE CORDEIRO

1 ½ libras de cordeiro moído magro

1 cebola pequena, picada e espremida para secar

1 colher de sopa de orégano fresco picado

2 colheres de chá de orégano seco, esmagado

1 colher de chá de pimenta preta

MOLHO TZATZIKI

1 xícara Paleo Mayo (ver<u>receita</u>)

½ pepino grande, sem sementes, ralado e espremido para secar

2 colheres de sopa de suco de limão fresco

1 dente de alho, finamente picado

1. Mergulhe os espetos em água suficiente para cobrir por 30 minutos.

2. Para espetinhos de cordeiro, misture cordeiro moído, cebola, orégano fresco e seco e pimenta em uma tigela grande; Misture bem. Divida a mistura de cordeiro em oito porções iguais. Forme cada parte em torno da metade de

um espeto, fazendo um tronco de 5 × 1 polegada. Cubra e refrigere por pelo menos 30 minutos.

3. Enquanto isso, para o Molho Tzatziki, misture Paleo Mayo, pepino, suco de limão e alho em uma tigela pequena. Cubra e refrigere até servir.

4. Para uma grelha a carvão ou a gás, coloque os espetinhos de carneiro na grelha diretamente em fogo médio. Tampe e grelhe por aprox. 8 minutos em fogo médio (160 ° F), virando uma vez na metade da grelha.

5. Sirva kabobs de cordeiro com molho tzatziki.

FRANGO FRITO COM AÇAFRÃO E LIMÃO

PREPARAÇÃO:15 minutos de resfriamento: 8 horas de cozimento: 1 hora e 15 minutos em repouso: 10 minutos rende: 4 porções

AÇAFRÃO SÃO OS ESTAMES SECOSDE UM TIPO DE FLOR DE AÇAFRÃO. É CARO, MAS UM POUCO VAI UM LONGO CAMINHO. ACRESCENTA SEU SABOR TERROSO E DISTINTO E UMA ADORÁVEL TONALIDADE AMARELA A ESTE FRANGO ASSADO DE PELE CROCANTE.

 1 frango inteiro de 4 a 5 libras
 3 c. de sopa de azeite
 6 dentes de alho amassados e descascados
 1½ colher de sopa de casca de limão finamente ralada
 1 colher de sopa de tomilho fresco
 1½ colheres de chá de pimenta preta moída
 ½ colher de chá de fios de açafrão
 2 folhas de louro
 1 limão, esquartejado

1. Retire o pescoço e os miúdos do frango; descartar ou armazenar para outro uso. Lave a cavidade corporal do frango; secar com toalhas de papel. Apare qualquer excesso de pele ou gordura do frango.

2. Combine azeite, alho, raspas de limão, tomilho, pimenta e açafrão em um processador de alimentos. Processo para formar uma pasta lisa.

3. Use os dedos para esfregar a pasta na parte externa do frango e na cavidade interna. Transfira o frango para uma

tigela grande; cubra e leve à geladeira por pelo menos 8 horas ou durante a noite.

4. Pré-aqueça o forno a 425°F. Coloque os quartos de limão e as folhas de louro na cavidade do frango. Amarre as pernas com barbante 100% algodão. Coloque as asas sob o frango. Insira um termômetro de carne para forno no músculo interno da coxa sem tocar no osso. Coloque o frango em uma grelha em uma assadeira grande.

5. Asse por 15 minutos. Reduza a temperatura do forno para 375 ° F. Asse por cerca de 1 hora a mais ou até que os sucos saiam claros e o termômetro registre 175 ° F. Frango de barraca com papel alumínio. Deixe por 10 minutos antes de cortar.

FRANGO SPATCHCOCKED COM JICAMA SLAW

PREPARAÇÃO:40 minutos grill: 1 hora 5 minutos stand: 10 minutos rende: 4 porções

"SPATCHCOCK" É UM ANTIGO TERMO CULINÁRIOQUE FOI RECENTEMENTE TRAZIDO DE VOLTA AO USO PARA DESCREVER O PROCESSO DE DIVIDIR UM PEQUENO PÁSSARO - COMO UM FRANGO OU GALINHA - NAS COSTAS E, EM SEGUIDA, ABRI-LO E ACHATÁ-LO COMO UM LIVRO PARA AJUDÁ-LO A COZINHAR DE MANEIRA MAIS RÁPIDA E UNIFORME. É SEMELHANTE À BORBOLETA, MAS REFERE-SE APENAS ÀS AVES.

FRANGO

1 pimenta poblano
1 colher de sopa de chalotas bem picadas
3 dentes de alho, finamente picados
1 colher de chá de casca de limão finamente ralada
1 colher de chá de casca de lima finamente ralada
1 colher de chá de tempero defumado (consultereceita)
½ colher de chá de orégano seco, esmagado
½ colher de chá de cominho moído
1 colher de sopa de azeite
1 frango inteiro de 3 a 3½ libras

SALADA DE REPOLHO

½ jicama média, descascada e cortada em juliana (cerca de 3 xícaras)
½ xícara de cebolinha em fatias finas (4)
1 maçã Granny Smith, descascada, sem caroço e cortada em juliana
⅓ xícara de coentro fresco picado
3 colheres de sopa de suco de laranja fresco
3 c. de sopa de azeite
1 colher de chá de tempero de limão e ervas (consultereceita)

1. Para grelhar a carvão, disponha as brasas em brasa em um dos lados da grelha. Coloque uma pingadeira sob o lado vazio da grelha. Coloque o poblano na grelha logo acima das brasas médias. Cubra e grelhe por 15 minutos ou até que o poblano esteja carbonizado por todos os lados, virando ocasionalmente. Imediatamente embrulhe o poblano em papel alumínio; deixe por 10 minutos. Abra o papel alumínio e corte o poblano ao meio no sentido do comprimento; remover caules e sementes (ver<u>Pontas</u>). Usando uma faca afiada, retire cuidadosamente a pele e descarte. Pique finamente o poblano. (Para uma grelha a gás, pré-aqueça a grelha; reduza o fogo para médio. Ajuste para cozimento indireto. Grelhe como acima sobre o queimador ligado.)

2. Para esfregar, misture o poblano, a cebolinha, o alho, as raspas de limão, as raspas de limão, o tempero defumado, o orégano e o cominho em uma tigela pequena. Misture o óleo; misture bem para fazer uma pasta.

3. Para desfiar o frango, retire o pescoço e os miúdos do frango (guarde para outro uso). Coloque o lado do peito de frango para baixo em uma tábua de corte. Use uma tesoura de cozinha para fazer um corte longitudinal em um lado da coluna, começando no pescoço. Repita a incisão longitudinalmente para o lado oposto da coluna vertebral. Remova e descarte a espinha. Vire a pele do frango para cima. Pressione entre os seios para quebrar o esterno para que o frango fique plano.

4. Começando no pescoço de um lado do peito, deslize os dedos entre a pele e a carne, soltando a pele enquanto

trabalha em direção à coxa. Solta a pele ao redor da coxa. Repita do outro lado. Use os dedos para espalhar a massa sobre a carne sob a pele do frango.

5. Coloque o peito de frango voltado para baixo na grelha sobre a pingadeira. Peso com dois tijolos revestidos com papel alumínio ou uma panela grande de ferro fundido. Cubra e grelhe por 30 minutos. Vire o lado do osso de frango para baixo na gradinha, pese-o novamente com um tijolo ou panela. Grelhe, coberto, cerca de 30 minutos a mais ou até que o frango não esteja mais rosado (175 ° F no músculo da coxa). Retire o frango da grelha; deixe por 10 minutos. (Para uma grelha a gás, coloque o frango na grelha longe do fogo. Grelhe como acima.)

6. Enquanto isso, para a salada, misture a jicama, a cebola, a maçã e o coentro em uma tigela grande. Em uma tigela pequena, misture o suco de laranja, o óleo e o tempero de erva-limão. Despeje sobre a mistura de jicama e misture bem. Sirva o frango com salada.

COSTAS DE FRANGO FRITO COM VODKA, CENOURA E MOLHO DE TOMATE

PREPARAÇÃO:15 minutos para assar: 15 minutos para assar: 30 minutos Rendimento: 4 porções

VODKA PODE SER FEITA A PARTIR DE VÁRIOSVÁRIOS ALIMENTOS, INCLUINDO BATATAS, MILHO, CENTEIO, TRIGO E CEVADA - ATÉ MESMO UVAS. EMBORA NÃO HAJA MUITA VODKA NESTE MOLHO QUANDO VOCÊ O DIVIDE EM QUATRO PORÇÕES, PROCURE VODKA FEITA DE BATATAS OU UVAS PARA SER COMPATÍVEL COM PALEO.

- 3 c. de sopa de azeite
- 4 costas de frango desossadas ou pedaços de frango carnudos, sem pele
- 1 lata de 28 onças de tomate sem adição de sal, escorrido
- ½ xícara de cebola bem picada
- ½ xícara de cenoura bem picadinha
- 3 dentes de alho, finamente picados
- 1 colher de chá de especiarias mediterrânicas (ver_receita_)
- ⅛ colher de chá de pimenta caiena
- 1 raminho de alecrim fresco
- 2 colheres de vodca
- 1 colher de sopa de manjericão fresco picado (opcional)

1. Pré-aqueça o forno a 375 °F. Aqueça 2 colheres de sopa de óleo em fogo médio-alto em uma panela extra grande. Adicione o frango; cozinhe por aprox. 12 minutos ou até dourar e dourar uniformemente. Coloque a assadeira no forno pré-aquecido. Asse descoberto por 20 minutos.

2. Enquanto isso, para o molho, use uma tesoura de cozinha para cortar os tomates. Aqueça o restante de 1 colher de sopa de óleo em uma panela média em fogo médio. Adicione a cebola, a cenoura e o alho; cozinhe por 3 minutos ou até ficar macio, mexendo sempre. Misture os tomates picados, as especiarias mediterrâneas, a pimenta caiena e o raminho de alecrim. Levar a ferver a fogo médio alto; reduzir o calor. Cozinhe descoberto por 10 minutos, mexendo ocasionalmente. Misture a vodca; cozinhe mais 1 minuto; retire e descarte o raminho de alecrim.

3. Despeje o molho sobre o frango na panela. Coloque a panela de volta no forno. Assado, coberto, aprox. Mais 10 minutos ou até que o frango esteja macio e não mais rosa (175 ° F). Se desejar, polvilhe com manjericão.

POULET RÔTI E RUTABAGA FRITES

PREPARAÇÃO: 40 minutos para assar: 40 minutos rende: 4 porções

AS BATATAS FRITAS CROCANTES DE RUTABAGA SÃO DELICIOSASSERVIDOS COM O FRANGO FRITO E OS SUCOS DO COZIMENTO QUE O ACOMPANHAM - MAS SÃO IGUALMENTE SABOROSOS FEITOS SOZINHOS E SERVIDOS COM KETCHUP PALEO (CONSULTE RECEITA) OU SERVIDO NO ESTILO BELGA COM PALEO AÏOLI (MAIONESE DE ALHO, VER RECEITA).

6 c. de sopa de azeite

1 colher de sopa de especiarias mediterrânicas (ver receita)

4 coxas de frango desossadas, sem pele (cerca de 1 ¼ libras no total)

4 coxas de frango, sem pele (cerca de 1 libra no total)

1 xícara de vinho branco seco

1 xícara de caldo de osso de galinha (ver receita) ou caldo de galinha sem sal

1 cebola pequena, em quartos

Azeite

1½ a 2 libras rutabagas

2 colheres de sopa de cebolinha fresca picada

Pimenta preta

1. Pré-aqueça o forno a 400°F. Combine 1 colher de sopa de azeite e tempero mediterrâneo em uma tigela pequena; esfregue nos pedaços de frango. Aqueça 2 colheres de sopa de óleo em uma frigideira extra grande. Adicione os pedaços de frango, com a carne voltada para baixo. Cozinhe descoberto por cerca de 5 minutos ou até dourar. Tire a panela do fogo. Vire os pedaços de frango com os lados dourados voltados para cima. Adicione o vinho, o caldo de osso de galinha e a cebola.

2. Coloque a assadeira no forno na grade do meio. Asse descoberto por 10 minutos.

3. Enquanto isso, para as batatas fritas, pincele levemente uma folha grande de papel manteiga com azeite; colocar de lado. Descasque rutabagas. Usando uma faca afiada, corte rutabagas em fatias de ½ polegada. Corte as fatias longitudinalmente em tiras de ½ polegada. Em uma tigela grande, misture as tiras de rutabaga com as 3 colheres de sopa restantes de óleo. Espalhe as tiras de rutabaga em uma única camada na assadeira preparada; coloque no forno na prateleira superior. Asse por 15 minutos; virar batatas fritas. Frango assado por mais 10 minutos ou até não ficar mais rosa (175 ° F). Retire o frango do forno. Frite as batatas fritas por 5 a 10 minutos ou até que estejam douradas e macias.

4. Retire o frango e a cebola da panela, reservando os sucos. Cubra o frango e a cebola para manter aquecido. Leve o suco para ferver em fogo médio; reduzir o calor. Deixe ferver descoberto por mais 5 minutos ou até que o suco reduza ligeiramente.

5. Para servir, misture as batatas fritas com cebolinha e tempere com pimenta. Sirva o frango com os sucos do cozimento e as batatas fritas.

TRIPLO COGUMELO COQ AU VIN COM CEBOLINHA MASH RUTABAGAS

PREPARAÇÃO:15 minutos Cozimento: 1 hora 15 minutos Rendimento: 4 a 6 porções

SE HOUVER ALGUM GRÃO NA TIGELADEPOIS DE EMBEBER O COGUMELO SECO - E É PROVÁVEL QUE ISSO ACONTEÇA - COE O LÍQUIDO ATRAVÉS DE UMA GAZE DE ESPESSURA DUPLA COLOCADA EM UMA PENEIRA DE MALHA FINA.

- 1 onça de cogumelos porcini secos ou morel
- 1 xícara de água fervente
- 2 a 2½ libras de coxas e sobrecoxas de frango, sem pele
- Pimenta preta
- 2 c. de sopa de azeite
- 2 alhos-porós médios, cortados ao meio no sentido do comprimento, lavados e cortados em fatias finas
- 2 cogumelos portobello fatiados
- 8 onças de cogumelos ostra frescos, sem caule e fatiados, ou cogumelos frescos fatiados
- ¼ xícara de extrato de tomate sem adição de sal
- 1 colher de chá de manjerona seca, esmagada
- ½ colher de chá de tomilho seco, esmagado
- ½ xícara de vinho tinto seco
- 6 xícaras de caldo de osso de galinha (ver<u>receita</u>) ou caldo de galinha sem sal
- 2 folhas de louro
- 2 a 2½ libras de rutabagas, descascadas e picadas
- 2 colheres de sopa de cebolinha fresca picada
- ½ colher de chá de pimenta preta
- Tomilho fresco picado (opcional)

1. Misture os cogumelos porcini e a água fervente em uma tigela pequena; deixe por 15 minutos. Retire os cogumelos, reservando o líquido de imersão. Pique os

cogumelos. Coloque os cogumelos e o líquido de imersão de lado.

2. Polvilhe o frango com pimenta. Aqueça 1 colher de sopa de azeite em fogo médio-alto em uma panela extra grande com tampa bem ajustada. Frite os pedaços de frango, em duas fornadas, em óleo bem quente por aprox. 15 minutos até dourar levemente, virando uma vez. Retire o frango da panela. Junte o alho-poró, os cogumelos portobello e os cogumelos ostra. Cozinhe por 4 a 5 minutos ou apenas até os cogumelos começarem a dourar, mexendo ocasionalmente. Misture o purê de tomate, a manjerona e o tomilho; cozinhe e mexa por 1 minuto. Junte o vinho; cozinhe e mexa por 1 minuto. Misture 3 xícaras de caldo de osso de galinha, folhas de louro, ½ xícara do líquido de sangramento de cogumelos reservado e cogumelos picados reidratados. Retorne o frango para a panela. Ferver; reduzir o calor. Deixe ferver sob a tampa por cerca de 45 minutos ou até que o frango esteja macio, virando o frango uma vez na metade do cozimento.

3. Enquanto isso, em uma panela grande, misture as rutabagas e as 3 xícaras restantes de caldo. Se necessário, adicione água para cobrir as rutabagas. Ferver; reduzir o calor. Cozinhe descoberto por 25 a 30 minutos ou até que as rutabagas estejam macias, mexendo ocasionalmente. Escorra as rutabagas, reservando o líquido. Devolva as rutabagas à panela. Adicione o restante 1 colher de sopa de azeite, cebolinha e ½ colher de chá de pimenta. Usando um espremedor de batatas, amasse a mistura de rutabaga, adicionando líquido de cozimento conforme necessário para obter a consistência desejada.

4. Retire as folhas de louro da mistura de frango; lançar. Sirva o frango e o molho sobre rutabagas amassadas. Opcionalmente polvilhe com tomilho fresco.

COXINHAS VIDRADAS PEACH-BRANDY

PREPARAÇÃO:Grelhador de 30 minutos: 40 minutos rende: 4 porções

ESSAS COXAS DE FRANGO SÃO PERFEITASCOM UMA SALADA CROCANTE E AS BATATAS-DOCES ASSADAS NO FORNO APIMENTADAS DA RECEITA DE CARNE DE PORCO TUNISIANA TEMPERADA (VER<u>RECEITA</u>). APRESENTAM-SE AQUI COM SALADA CROCANTE DE COUVE COM RABANETES, MANGA E HORTELÃ (VER<u>RECEITA</u>).

COBERTURA DE CONHAQUE DE PÊSSEGO
- 1 colher de sopa de azeite
- ½ xícara de cebola picada
- 2 pêssegos médios frescos, cortados ao meio, sem caroço e picados
- 2 colheres de aguardente
- 1 xícara de molho barbecue (consulte<u>receita</u>)
- 8 coxas de frango (2 a 2 ½ libras no total), sem pele, se desejar

1. Para a cobertura, aqueça o azeite em fogo médio em uma panela média. Adicione a cebola; cozinhe por cerca de 5 minutos ou até ficar macio, mexendo ocasionalmente. Adicione pêssegos. Cubra e cozinhe por 4 a 6 minutos ou até que os pêssegos estejam macios, mexendo ocasionalmente. Adicione o conhaque; cozinhe descoberto por 2 minutos, mexendo ocasionalmente. Deixe esfriar um pouco. Transfira a mistura de pêssego para um liquidificador ou processador de alimentos. Cubra e misture ou processe até ficar homogêneo. Adicione o molho barbecue. Cubra e misture ou processe até ficar homogêneo. Volte o molho para a panela. Cozinhe em fogo médio-baixo até aquecer. Transfira ¾ xícara do molho

para uma tigela pequena para pincelar o frango. Mantenha o molho restante quente para servir com frango grelhado.

2. Para uma grelha a carvão, arrume os carvões em temperatura média ao redor de uma pingadeira. Teste o fogo médio na pingadeira. Coloque as coxas de frango na grelha sobre a pingadeira. Cubra e grelhe por 40 a 50 minutos ou até que o frango não esteja mais rosado (175 ° F), virando uma vez na metade do cozimento e pincelando com ¾ xícara de Peach-Brandy Glaze durante os últimos 5 a 10 minutos de cozimento. (Para uma grelha a gás, pré-aqueça a grelha. Reduza o fogo para médio. Ajuste o fogo para cozimento indireto. Coloque as coxas de frango na grelha, não aqueça demais. Cubra e grelhe conforme as instruções.)

FRANGO MARINADO NO CHILE COM SALADA DE MANGA E MELÃO

PREPARAÇÃO:40 minutos para esfriar/marinar: 2 a 4 horas para grelhar: 50 minutos para: 6 a 8 porções

ANCHO CHILE É UM POBLANO SECO— UMA MALAGUETA BRILHANTE, VERDE-ESCURA, COM UM SABOR INTENSO E FRESCO. O PIMENTÃO ANCHO TEM UM SABOR LEVEMENTE FRUTADO COM UM TOQUE DE AMEIXA OU PASSAS E APENAS UM TOQUE DE AMARGOR. OS CHILES DO NOVO MÉXICO PODEM SER MODERADAMENTE QUENTES. SÃO AS PIMENTAS VERMELHAS QUE VOCÊ VÊ REUNIDAS E PENDURADAS EM RISTRAS - ARRANJOS COLORIDOS DE PIMENTAS SECANDO - EM PARTES DO SUDOESTE.

FRANGO
- 2 pimentas secas do Novo México
- 2 pimentas ancho secas
- 1 xícara de água fervente
- 3 c. de sopa de azeite
- 1 cebola doce grande, descascada e cortada em fatias grossas
- 4 tomates Roma, sem sementes
- 1 colher (sopa) de alho bem picado (6 dentes)
- 2 colheres de chá de cominho moído
- 1 colher de chá de orégano seco, esmagado
- 16 coxas de frango

SALADA
- 2 xícaras de melão picado
- 2 xícaras de melão picado
- 2 xícaras de manga picada
- ¼ xícara de suco de limão fresco

1 colher de chá de pimenta em pó
½ colher de chá de cominho moído
¼ xícara de coentro fresco picado

1. Para o frango, remova os caules e as sementes das pimentas ancho e do Novo México secas. Aqueça uma frigideira grande em fogo médio. Torre os pimentões na panela por 1 a 2 minutos ou até perfumados e levemente tostados. Coloque os pimentões assados em uma tigela pequena; adicione a água fervente à tigela. Deixe por pelo menos 10 minutos ou até que esteja pronto para usar.

2. Pré-aqueça o frango. Forre uma assadeira com papel alumínio; pincele 1 colher de sopa de azeite sobre o papel alumínio. Adicione as fatias de cebola e os tomates à panela. Grelhe cerca de 4 polegadas do fogo por 6 a 8 minutos ou até ficar macio e carbonizado. Escorra os pimentões, reservando a água.

3. Para a marinada, bata a pimenta, a cebola, o tomate, o alho, o cominho e o orégano no liquidificador ou processador de alimentos. Cubra e misture ou processe até ficar homogêneo, adicionando água reservada conforme necessário para obter a consistência desejada.

4. Coloque o frango em um grande saco plástico lacrado em um prato raso. Despeje a marinada sobre o frango no saco, vire o saco para cobrir uniformemente. Deixe marinar na geladeira por 2 a 4 horas, virando o saco de vez em quando.

5. Para a salada, misture melão, melada, manga, suco de limão, 2 colheres de sopa restantes de azeite, pimenta em pó,

cominho e coentro em uma tigela grande. Atire para revestir. Cubra e refrigere por 1 a 4 horas.

6. Para uma grelha a carvão, arrume os carvões em temperatura média ao redor de uma pingadeira. Teste o fogo médio sobre a panela. Escorra o frango, reservando a marinada. Coloque o frango na grelha sobre a pingadeira. Pincele o frango generosamente com um pouco da marinada reservada (descarte qualquer marinada extra). Cubra e grelhe por 50 minutos ou até que o frango não esteja mais rosa (175 ° F), virando uma vez na metade do cozimento. (Para uma grelha a gás, pré-aqueça a grelha. Reduza o fogo para médio. Ajuste para cozimento indireto. Continue conforme as instruções, colocando o frango no queimador desligado.) Sirva as coxas de frango com salada.

COXAS DE FRANGO AO ESTILO TANDOORI COM RAITA DE PEPINO

PREPARAÇÃO:20 minutos Marinado: 2 a 24 horas Assado: 25 minutos Rendimento: 4 porções

A RAITA É FEITA COM CASTANHA DE CAJUNATAS, SUMO DE LIMÃO, HORTELÃ, COENTROS E PEPINO. ELE FORNECE UM CONTRAPONTO REFRESCANTE AO FRANGO QUENTE E PICANTE.

FRANGO

1 cebola, em fatias finas

1 pedaço de gengibre fresco de 2 polegadas, descascado e cortado em quartos

4 dentes de alho

3 c. de sopa de azeite

2 colheres de sopa de suco de limão fresco

1 colher de cominho moído

1 colher de chá de cúrcuma moída

½ colher de chá de pimenta da Jamaica moída

½ colher de chá de canela em pó

½ colher de chá de pimenta preta

¼ colher de chá de pimenta caiena

8 coxas de frango

PEPINO RAITA

1 xícara de creme de caju (ver receita)

1 colher de sopa de suco de limão fresco

1 colher de sopa de hortelã fresca picada

1 colher de sopa de coentros frescos picados

½ colher de chá de cominho moído

⅛ colher de chá de pimenta preta

1 pepino médio, descascado, sem sementes e picado (1 xícara)

rodelas de limão

1. Combine cebola, gengibre, alho, azeite, suco de limão, cominho, açafrão, pimenta da Jamaica, canela, pimenta preta e pimenta caiena em um liquidificador ou processador de alimentos. Cubra e misture ou processe até ficar homogêneo.

2. Usando a ponta de uma faca, perfure cada coxa quatro ou cinco vezes. Coloque as baquetas em um grande saco plástico que pode ser fechado novamente em uma tigela grande. Adicione a mistura de cebola; vire a pele. Deixe marinar na geladeira por 2 a 24 horas, virando o saco de vez em quando.

3. Pré-aqueça o frango. Retire o frango da marinada. Usando toalhas de papel, limpe o excesso de marinada das coxas. Coloque as coxas na grelha de uma assadeira não aquecida ou assadeira forrada com papel alumínio. Asse 6 a 8 polegadas da fonte de calor por 15 minutos. Vire as baquetas; asse por cerca de 10 minutos ou até que o frango não esteja mais rosa (175 ° F).

4. Para o raita, misture o creme de caju, suco de limão, hortelã, coentro, cominho e pimenta-do-reino em uma tigela média. Misture cuidadosamente o pepino.

5. Sirva o frango com raita e rodelas de limão.

FRANGO GUISADO COM CARIL COM TUBÉRCULOS, ESPARGOS E MAÇÃ VERDE-HORTELÃ

PREPARAÇÃO:30 minutos de cozimento: 35 minutos de repouso: 5 minutos rende: 4 porções

- 2 colheres de sopa de óleo de coco refinado ou azeite
- 2 libras de peito de frango desossado, sem pele, se desejar
- 1 xícara de cebola picada
- 2 colheres de sopa de gengibre fresco ralado
- 2 colheres de sopa de alho bem picado
- 2 colheres de sopa de caril em pó sem sal
- 2 colheres de sopa de jalapeño picado com sementes (verPontas)
- 4 xícaras de caldo de osso de galinha (verreceita) ou caldo de galinha sem sal
- 2 batatas doces médias (cerca de 1 libra), descascadas e picadas
- 2 nabos de tamanho médio (cerca de 6 gramas), descascados e picados
- 1 xícara de tomate sem sementes, em cubos
- 8 onças de espargos, aparados e cortados em comprimentos de 1 polegada
- 1 lata de leite de coco natural de 13,5 onças (como Nature's Way)
- ½ xícara de coentro fresco picado
- Relish de maçã e menta (consultereceita, abaixo)
- Fatias de limão

1. Aqueça o óleo em fogo médio-alto em um forno holandês de 6 litros. Doure o frango em porções em óleo quente, virando para dourar uniformemente, aprox. 10 minutos. Transfira o frango para um prato; colocar de lado.

2. Aumente o fogo para médio. Adicione cebola, gengibre, alho, curry em pó e jalapeño à panela. Cozinhe e mexa por 5 minutos ou até a cebola ficar macia. Junte o caldo de galinha, a batata-doce, os nabos e o tomate. Devolva os pedaços de frango à panela, certificando-se de submergir

o frango no máximo de líquido possível. Reduza o fogo para médio-baixo. Cubra e cozinhe por 30 minutos ou até que o frango não esteja mais rosado e os legumes estejam macios. Misture os aspargos, o leite de coco e o coentro. Retire do fogo. Deixe por 5 minutos. Corte o frango dos ossos, se necessário, para dividir igualmente entre as tigelas de servir. Sirva com Apple-Mint Relish e fatias de limão.

Apple Mint Relish: Pique ½ xícara de flocos de coco sem açúcar em um processador de alimentos até virar pó. Adicione 1 xícara de folhas de coentro fresco e cozinhe no vapor; 1 xícara de folhas de hortelã fresca; 1 maçã Granny Smith, sem caroço e picada; 2 colheres de chá de jalapeño picado com sementes (ver<u>Pontas</u>); e 1 colher de sopa de suco de limão fresco. Pulse até ficar bem picado.

SALADA PAILLARD DE FRANGO GRELHADO COM FRAMBOESAS, BETERRABA E AMÊNDOAS TORRADAS

PREPARAÇÃO:30 minutos Assar: 45 minutos Marinar: 15 minutos Grelhar: 8 minutos
Rendimento: 4 porções

- ½ xícara de amêndoas inteiras
- 1½ colher de chá de azeite
- 1 beterraba média
- 1 beterraba média
- 2 metades de peito de frango desossadas e sem pele de 6 a 8 onças
- 2 xícaras de framboesas frescas ou congeladas, descongeladas
- 3 colheres de sopa de vinagre de vinho branco ou tinto
- 2 colheres de sopa de estragão fresco picado
- 1 colher de sopa de chalotas bem picadas
- 1 colher de chá de mostarda tipo Dijon (ver receita)
- ¼ xícara de azeite
- Pimenta preta
- 8 xícaras de salada mista de primavera

1. Para as amêndoas, pré-aqueça o forno a 400°F. Espalhe as amêndoas em um pequeno pedaço de papel manteiga e misture com ½ colher de chá de azeite. Frite por cerca de 5 minutos ou até dourar e dourar. Deixe esfriar. (As amêndoas podem ser torradas com 2 dias de antecedência e armazenadas em um recipiente hermético.)

2. Para as beterrabas, coloque cada beterraba em um pequeno pedaço de papel alumínio e regue cada uma com ½ colher de chá de azeite. Enrole o papel alumínio frouxamente ao redor da beterraba e coloque em uma assadeira ou em uma assadeira. Asse as beterrabas no forno a 400 ° F por 40 a 50 minutos ou até ficarem macias quando perfuradas

com uma faca. Retire do forno e deixe esfriar o suficiente para manusear. Retire a pele com uma faca. Pique a beterraba e reserve. (Evite misturar as beterrabas para evitar que manchem as beterrabas douradas. As beterrabas podem ser assadas com 1 dia de antecedência e resfriadas. Leve à temperatura ambiente antes de servir.)

3. Para o frango, corte cada peito de frango ao meio na horizontal. Coloque cada pedaço de frango entre dois pedaços de filme plástico. Usando um martelo de carne, bata suavemente até cerca de ¾ de polegada de espessura. Coloque o frango em um prato raso e reserve.

4. Para o vinagrete, amasse levemente ¾ xícara das framboesas em uma tigela grande com um batedor (reserve as framboesas restantes para a salada). Adicione vinagre, estragão, cebolinha e mostarda estilo Dijon; bata para misturar. Adicione ¼ xícara de azeite em um fio fino, mexendo para misturar bem. Despeje ½ xícara de vinagrete sobre o frango; vire o frango para cobrir (reserve o vinagrete restante para a salada). Marinar o frango em temperatura ambiente por 15 minutos. Retire o frango da marinada e polvilhe com pimenta; Descarte qualquer marinada deixada no prato.

5. Para uma grelha a carvão ou a gás, coloque o frango em uma grelha diretamente em fogo médio. Cubra e grelhe por 8 a 10 minutos ou até que o frango não esteja mais rosado, virando uma vez na metade do cozimento. (O frango também pode ser cozido em uma frigideira.)

6. Combine alface, beterraba e 1 ¼ xícaras de framboesas restantes em uma tigela grande. Despeje o vinagrete reservado sobre a salada; misture delicadamente para revestir. Divida a salada entre quatro pratos de servir; cubra cada um com um peito de frango grelhado. Pique grosseiramente as amêndoas torradas e polvilhe tudo. Sirva imediatamente.

PEITO DE FRANGO RECHEADO COM BRÓCOLIS RABE COM MOLHO DE TOMATE FRESCO E SALADA CAESAR

PREPARAÇÃO:40 minutos de cozimento: 25 minutos rende: 6 porções

- 3 c. de sopa de azeite
- 2 colheres de chá de alho bem picado
- ¼ colher de chá de pimenta vermelha esmagada
- 1 libra de brócolis raab, aparado e picado
- ½ xícara de passas douradas não sulfuradas
- ½ xícara de água
- 4 metades de peito de frango sem pele e sem osso de 5 a 6 onças
- 1 xícara de cebola picada
- 3 xícaras de tomate picado
- ¼ xícara de manjericão fresco picado
- 2 colheres de chá de vinagre de vinho tinto
- 3 colheres de sopa de suco de limão fresco
- 2 colheres de sopa Paleo Mayo (ver receita)
- 2 colheres de chá de mostarda tipo Dijon (ver receita)
- 1 colher de chá de alho bem picado
- ½ colher de chá de pimenta preta
- ¼ xícara de azeite
- 10 xícaras de alface romana picada

1. Aqueça 1 colher de sopa de azeite em uma panela grande em fogo médio-alto. Adicione o alho e a pimenta vermelha esmagada; cozinhe e mexa por 30 segundos ou até perfumar. Adicione rabe de brócolis picado, passas e ½ xícara de água. Cubra e cozinhe por aprox. 8 minutos ou até que o brócolis raab esteja murcho e macio. Retire a tampa da panela; deixe todo o excesso de água evaporar. Coloque de lado.

2. Para rocamboles, corte cada peito de frango ao meio no sentido do comprimento; coloque cada pedaço entre dois pedaços de filme plástico. Usando o lado plano de um martelo de carne, bata levemente o frango até cerca de ¼ de polegada de espessura. Para cada rocambole, coloque aprox. ¼ xícara da mistura de brócolis raab em uma das pontas curtas; enrole, dobrando nas laterais para fechar completamente o recheio. (As rouladas podem ser feitas com até 1 dia de antecedência e refrigeradas até o momento de serem feitas.)

3. Aqueça 1 colher de sopa de azeite em uma panela grande em fogo médio-alto. Adicione os rolos, costure os lados para baixo. Asse por aprox. 8 minutos ou até dourar de todos os lados, virando duas ou três vezes durante o cozimento. Transfira os roulades para uma travessa.

4. Para o molho, aqueça 1 colher de sopa do restante do azeite na panela em fogo médio. Adicione a cebola; cozinhe por cerca de 5 minutos ou até ficar translúcido. Junte os tomates e o manjericão. Coloque os rolos em cima do molho na panela. Levar a ferver a fogo médio alto; reduzir o calor. Cubra e cozinhe por cerca de 5 minutos ou até que os tomates comecem a desmanchar, mas ainda mantenham sua forma e os rocamboles estejam bem aquecidos.

5. Para temperar, em uma tigela pequena, misture o suco de limão, Paleo Mayo, mostarda tipo Dijon, alho e pimenta-do-reino. Regue com ¼ xícara de azeite, bata até emulsionar. Em uma tigela grande, misture o molho com a alface picada. Para servir, divida a alface romana entre

seis travessas. Corte os rolos e coloque-os na alface; regue com o molho de tomate.

SHAWARMA DE FRANGO GRELHADO COM VEGETAIS PICANTES E MOLHO DE PINHÃO

PREPARAÇÃO:20 minutos para marinar: 30 minutos para grelhar: 10 minutos para: 8 wraps (4 porções)

- 1 ½ libras de metades de peito de frango sem pele e desossadas, cortadas em pedaços de 2 polegadas
- 5 colheres de sopa de azeite
- 2 colheres de sopa de suco de limão fresco
- 1¾ colher de chá de cominho moído
- 1 colher de chá de alho bem picado
- 1 colher de chá de páprica
- ½ colher de chá de caril em pó
- ½ colher de chá de canela em pó
- ¼ colher de chá de pimenta caiena
- 1 abobrinha média, cortada ao meio
- 1 berinjela pequena cortada em fatias de ½ polegada
- 1 pimentão amarelo grande, cortado ao meio e sem sementes
- 1 cebola roxa média, esquartejada
- 8 tomates cereja
- 8 folhas grandes de alface manteiga
- Molho de pinhão torrado (ver receita)
- rodelas de limão

1. Para a marinada, em uma tigela pequena, misture 3 colheres de sopa de azeite, suco de limão, 1 colher de chá de cominho, alho, ½ colher de chá de páprica, curry em pó, ¼ colher de chá de canela e pimenta caiena. Coloque os pedaços de frango em um grande saco plástico lacrado em um prato raso. Despeje a marinada sobre o frango. Sacos de vedação; transformar bolsa em pele. Deixe marinar na

geladeira por 30 minutos, virando o saquinho de vez em quando.

2. Retire o frango da marinada; descarte a marinada. Espete o frango em quatro espetos compridos.

3. Coloque a abobrinha, a berinjela, a páprica e a cebola em uma assadeira. Regue com 2 colheres de sopa de azeite. Polvilhe com ¾ colher de chá restante de cominho, ½ colher de chá restante de páprica e ¼ colher de chá restante de canela; esfregue levemente sobre os legumes. Três tomates em dois espetos.

3. Para uma grelha a carvão ou a gás, coloque os espetinhos de frango e tomate e os legumes em uma grelha em fogo médio. Cubra e grelhe até que o frango não esteja mais rosado e os vegetais levemente tostados e crocantes, virando uma vez. Deixe 10 a 12 minutos para o frango, 8 a 10 minutos para os legumes e 4 minutos para os tomates.

4. Retire o frango dos espetos. Pique o frango e corte a abobrinha, a berinjela e o pimentão em pedaços pequenos. Retire os tomates dos espetos (não pique). Arrume o frango e os legumes em uma travessa. Para servir, coloque um pouco do frango e legumes em uma folha de alface; regue com molho de pinhão torrado. Sirva com rodelas de limão.

PEITO DE FRANGO ASSADO NO FORNO COM COGUMELOS, PURÉ DE COUVE-FLOR COM ALHO E ESPARGOS FRITOS

COMEÇAR A TERMINAR: 50 minutos rende: 4 porções

4 metades de peito de frango com osso de 10 a 12 onças, pele
3 xícaras de cogumelos brancos pequenos
1 xícara de alho-poró em fatias finas ou cebola amarela
2 xícaras de caldo de osso de galinha (ver receita) ou caldo de galinha sem sal
1 xícara de vinho branco seco
1 maço grande de tomilho fresco
Pimenta preta
Vinagre de vinho branco (opcional)
1 cabeça de couve-flor, dividida em floretes
12 dentes de alho, descascados
2 c. de sopa de azeite
Pimenta branca ou caiena
1 libra de espargos, aparados
2 colheres de chá de azeite

1. Pré-aqueça o forno a 400°F. Arrume os peitos de frango em uma assadeira retangular de 3 quartos; cubra com cogumelos e alho-poró. Despeje o caldo de osso de galinha e o vinho sobre o frango e os legumes. Polvilhe tomilho por toda parte e polvilhe com pimenta preta. Cubra o prato com papel alumínio.

2. Asse por 35 a 40 minutos ou até que um termômetro de leitura instantânea inserido no frango registre 170°F. Retire e descarte os ramos de tomilho. Se desejar, tempere o líquido refogado com um pouco de vinagre antes de servir.

2. Enquanto isso, em uma panela grande, cozinhe a couve-flor e o alho em água fervente suficiente para cobrir aprox. 10 minutos ou até ficar bem macio. Escorra a couve-flor e o alho, reservando 2 colheres de sopa do líquido do cozimento. Coloque a couve-flor e o líquido de cozimento reservado em um processador de alimentos ou em uma tigela grande. Processe até ficar homogêneo* ou amasse com um espremedor de batatas; misture 2 colheres de sopa de azeite e tempere com pimenta branca. Mantenha aquecido até servir.

3. Coloque os aspargos em uma única camada em uma assadeira. Regue com 2 colheres de chá de azeite e misture bem. Polvilhe com pimenta preta. Asse em forno a 400 ° F por aprox. 8 minutos ou até ficar crocante, mexendo uma vez.

4. Divida o purê de couve-flor em seis travessas. Cubra com frango, cogumelos e alho-poró. Regue com um pouco do líquido do cozimento; sirva com aspargos assados.

*Nota: Se estiver usando um processador de alimentos, tome cuidado para não processar demais ou a couve-flor ficará muito fina.

SOPA DE FRANGO À MODA TAILANDESA

PREPARAÇÃO: 30 minutos Congelamento: 20 minutos Cozimento: 50 minutos
Rendimento: 4 a 6 porções

O TAMARINDO É UMA FRUTA ALMISCARADA E AZEDA USADO NA CULINÁRIA INDIANA, TAILANDESA E MEXICANA. MUITAS PASTAS DE TAMARINDO PREPARADAS COMERCIALMENTE CONTÊM AÇÚCAR - CERTIFIQUE-SE DE COMPRAR UMA QUE NÃO CONTENHA. AS FOLHAS DE LIMÃO KAFFIR PODEM SER ENCONTRADAS FRESCAS, CONGELADAS E SECAS NA MAIORIA DOS MERCADOS ASIÁTICOS. SE VOCÊ NÃO CONSEGUIR ENCONTRÁ-LOS, SUBSTITUA AS FOLHAS POR 1 ½ COLHER DE CHÁ DE RASPAS DE LIMÃO FINAMENTE RALADA NESTA RECEITA.

- 2 talos de capim-limão, aparados
- 2 colheres de sopa de óleo de coco não refinado
- ½ xícara de cebolinha em fatias finas
- 3 dentes grandes de alho, em fatias finas
- 8 xícaras de caldo de osso de galinha (ver receita) ou caldo de galinha sem sal
- ¼ xícara de pasta de tamarindo sem adição de açúcar (como a marca Tamicon)
- 2 colheres de sopa de flocos de nori
- 3 pimentas tailandesas frescas, em fatias finas com sementes intactas (ver Pontas)
- 3 folhas de limão kaffir
- 1 pedaço de gengibre de 3 polegadas, em fatias finas
- 4 metades de peito de frango sem pele e desossadas de 6 onças
- 1 lata de 14,5 onças sem adição de sal tomates em cubos assados no fogo, não drenados
- 6 onças de aspargos finos, aparados e cortados em fatias finas na diagonal em pedaços de ½ polegada
- ½ xícara de folhas de manjericão tailandês (ver Observação)

1. Usando as costas de uma faca com pressão firme, amasse os talos de capim-limão. Pique finamente os caules machucados.

2. Aqueça o óleo de coco em fogo médio em um forno holandês. Adicione capim-limão e cebola; cozinhe por 8 a 10 minutos, mexendo sempre. Adicione o alho; cozinhe e mexa por 2 a 3 minutos ou até ficar bem perfumado.

3. Adicione o caldo de osso de galinha, pasta de tamarindo, flocos de nori, pimenta, folhas de limão e gengibre. Ferver; reduzir o calor. Cubra e cozinhe por 40 minutos.

4. Enquanto isso, congele o frango por 20 a 30 minutos ou até firmar. Corte o frango em fatias finas.

5. Passe a sopa por uma peneira de malha fina para uma panela grande, pressionando com as costas de uma colher grande para extrair os sabores. Descarte sólidos. Ferva a sopa. Junte o frango, os tomates não escorridos, os aspargos e o manjericão. Reduza o calor; cozinhe, descoberto, por 2 a 3 minutos ou até que o frango esteja cozido. Sirva imediatamente.

FRANGO ASSADO COM LIMÃO E SÁLVIA COM ENDÍVIA

PREPARAÇÃO: 15 minutos assado: 55 minutos em repouso: 5 minutos rende: 4 porções

AS RODELAS DE LIMÃO E A FOLHA DE SÁLVIACOLOCADOS SOB A PELE DO FRANGO, SABOREIE A CARNE ENQUANTO COZINHA - E CRIE UM DESENHO ATRAENTE SOB A PELE CROCANTE E OPACA DEPOIS DE SAIR DO FORNO.

4 metades de peito de frango sem osso (com pele)
1 limão, fatiado bem fino
4 folhas grandes de sálvia
2 colheres de chá de azeite
2 colheres de chá de especiarias mediterrânicas (ver<u>receita</u>)
½ colher de chá de pimenta preta
2 c. de sopa de azeite extra virgem
2 chalotas, cortadas
2 dentes de alho, bem picados
4 cabeças de endívia, cortadas ao meio no sentido do comprimento

1. Pré-aqueça o forno a 400°F. Com uma faca, solte com muito cuidado a pele de cada metade do peito, deixando-a presa de um lado. Coloque 2 rodelas de limão e 1 folha de sálvia na carne de cada peito. Puxe delicadamente a pele de volta ao lugar e pressione suavemente para prendê-la.

2. Disponha o frango em uma frigideira rasa. Pincele o frango com 2 colheres de chá de azeite; polvilhe com tempero mediterrâneo e ¼ colher de chá de pimenta. Asse descoberto por cerca de 55 minutos ou até que a pele esteja marrom e crocante e um termômetro de leitura

instantânea inserido no frango registre 170 ° F. Deixe o frango descansar por 10 minutos antes de servir.

3. Enquanto isso, aqueça 2 colheres de sopa de azeite em uma frigideira grande em fogo médio. Adicione chalotas; cozinhe por cerca de 2 minutos ou até ficar translúcido. Polvilhe a endívia com o restante ¼ colher de chá de pimenta. Adicione o alho à panela. Coloque a endívia na panela, corte os lados para baixo. Cozinhe por cerca de 5 minutos ou até dourar. Vire cuidadosamente a endívia; cozinhe por mais 2 a 3 minutos ou até ficar macio. Sirva com frango.

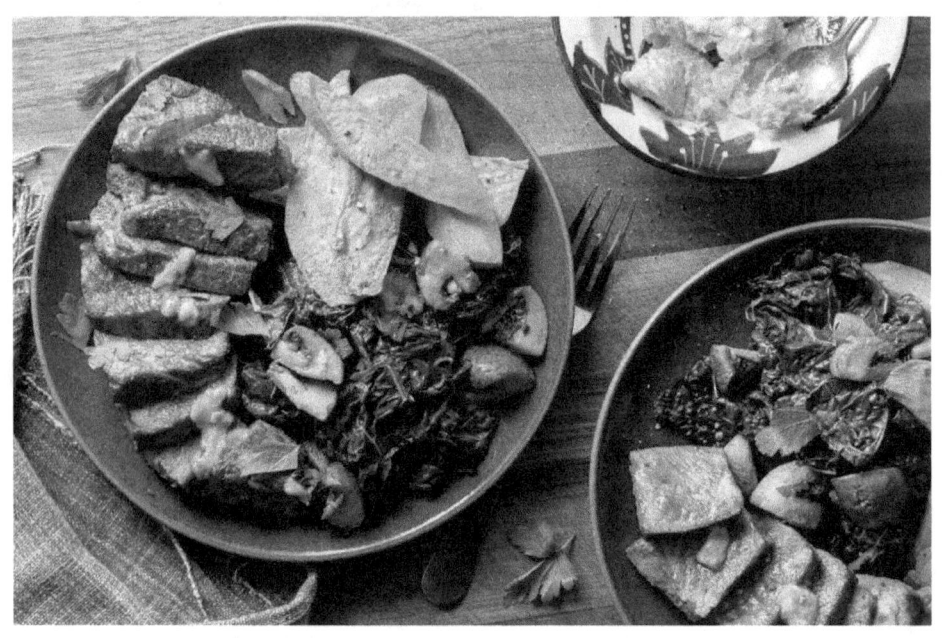

FRANGO COM CEBOLA, AGRIÃO E RABANETE

PREPARAÇÃO:20 minutos para assar: 8 minutos para assar: 30 minutos rende: 4 porções

EMBORA POSSA PARECER ESTRANHO COZINHAR RABANETES,ELES MAL SÃO COZIDOS AQUI - APENAS O SUFICIENTE PARA SUAVIZAR A MORDIDA APIMENTADA E AMACIAR UM POUCO.

3 c. de sopa de azeite

4 metades de peito de frango com osso de 10 a 12 onças (com pele)

1 colher de sopa de tempero de limão e ervas (ver receita)

¾ xícara de cebolinha fatiada

6 rabanetes em fatias finas

¼ colher de chá de pimenta preta

½ xícara de vermute branco seco ou vinho branco seco

⅓ xícara de creme de caju (ver receita)

1 maço de agrião, caules aparados, picado grosseiramente

1 colher de sopa de endro fresco picado

1. Pré-aqueça o forno a 350°F. Aqueça o azeite em fogo médio-alto em uma panela grande. Seque o frango com uma toalha de papel. Frite o frango com a pele voltada para baixo por 4 a 5 minutos ou até que a pele fique dourada e crocante. Vire o frango; cozinhe por cerca de 4 minutos ou até dourar. Coloque o lado da pele do frango para cima em uma assadeira rasa. Polvilhe o frango com o tempero de limão e ervas. Asse por aprox. 30 minutos ou até que um termômetro de leitura instantânea inserido no frango registre 170 ° F.

2. Enquanto isso, despeje tudo menos 1 colher de sopa das gotas da panela; coloque a panela de volta no fogo. Adicione cebolas e rabanetes; cozinhe por cerca de 3 minutos ou apenas até a cebola murchar. Polvilhe com pimenta. Adicione o vermute, mexendo para raspar os pedaços dourados. Ferver; cozinhe até reduzir e engrossar ligeiramente. Misture o Creme de Caju; ferver. Retire a panela do fogo; adicione o agrião e o endro, mexa delicadamente até o agrião murchar. Misture os sucos de frango que se acumularam na assadeira.

3. Divida a mistura de cebolinha em quatro travessas; cubra com frango.

FRANGO TIKKA MASALA

PREPARAÇÃO:30 minutos Marinar: 4 a 6 horas Ferver: 15 minutos Assar: 8 minutos
Rendimento: 4 porções

ISSO FOI INSPIRADO EM UM PRATO INDIANO MUITO POPULARQUE PODE NÃO TER SIDO CRIADO NA ÍNDIA, MAS SIM EM UM RESTAURANTE INDIANO NA GRÃ-BRETANHA. O TRADICIONAL TIKKA MASALA DE FRANGO EXIGE QUE O FRANGO SEJA MARINADO EM IOGURTE E DEPOIS COZIDO EM MOLHO DE TOMATE PICANTE SALPICADO COM CREME. SEM LATICÍNIOS PARA ATENUAR O SABOR DO MOLHO, ESTA VERSÃO TEM UM SABOR PARTICULARMENTE LIMPO. EM VEZ DE ARROZ, E SERVIDO SOBRE MACARRÃO DE ABOBORA CROCANTE.

- 1 ½ libras de coxas de frango sem pele e desossadas ou metades de peito de frango
- ¾ xícara de leite de coco natural (como Nature's Way)
- 6 dentes de alho bem picados
- 1 colher de sopa de gengibre fresco ralado
- 1 colher de chá de coentro moído
- 1 colher de chá de páprica
- 1 colher de cominho moído
- ¼ colher de chá de cardamomo moído
- 4 colheres de óleo de coco refinado
- 1 xícara de cenoura picada
- 1 aipo em fatias finas
- ½ xícara de cebola picada
- 2 pimentas jalapeño ou serrano, sem sementes (se desejar) e finamente picadas (consultePontas)
- 1 lata de 14,5 onças sem adição de sal tomates em cubos assados no fogo, não drenados
- 1 lata de 8 onças de molho de tomate sem adição de sal
- 1 colher de chá de garam masala sem adição de sal
- 3 abobrinhas médias

½ colher de chá de pimenta preta
Folhas frescas de coentro

1. Se estiver usando coxas de frango, corte cada coxa em três pedaços. Se estiver usando metades de peito de frango, corte cada metade em pedaços de 2 polegadas, cortando as partes grossas ao meio horizontalmente para torná-las mais finas. Coloque o frango em um grande saco plástico lacrado; colocar de lado. Para a marinada, misture ½ xícara de leite de coco, alho, gengibre, coentro, páprica, cominho e cardamomo em uma tigela pequena. Despeje a marinada sobre o frango no saco. Feche o saco e vire para o frango. Coloque o saco em uma tigela média; deixe marinar na geladeira por 4 a 6 horas, virando o saco ocasionalmente.

2. Pré-aqueça o frango. Aqueça 2 colheres de sopa de óleo de coco em fogo médio em uma panela grande. Adicione cenoura, aipo e cebola; cozinhe por 6 a 8 minutos ou até os legumes ficarem macios, mexendo ocasionalmente. Adicione jalapeños; cozinhe e mexa por mais 1 minuto. Adicione os tomates não escorridos e o molho de tomate. Ferver; reduzir o calor. Deixe ferver sem tampa por cerca de 5 minutos ou até o molho engrossar um pouco.

3. Escorra o frango, descarte a marinada. Disponha os pedaços de frango em uma única camada na grelha não aquecida de uma assadeira. Grelhe 5 a 6 polegadas do fogo por 8 a 10 minutos ou até que o frango não esteja mais rosado, virando uma vez na metade do cozimento. Adicione os pedaços de frango cozidos e o restante de ¼ xícara de leite de coco à mistura de tomate na panela. Cozinhe por 1

a 2 minutos ou até aquecer. Retire do fogo; misture o garam masala.

4. Corte as pontas da abobrinha. Usando um cortador de julienne, corte a abobrinha em tiras longas e finas. Aqueça as 2 colheres de sopa restantes de óleo de coco em fogo médio-alto em uma panela grande. Adicione as tiras de abobrinha e pimenta-do-reino. Cozinhe e mexa por 2 a 3 minutos ou até que a abobrinha esteja crocante e macia.

5. Para servir, divida a abobrinha em quatro pratos de servir. Cubra com a mistura de frango. Decore com folhas de coentro.

COXAS DE FRANGO RAS EL HANOUT

PREPARAÇÃO: 20 minutos de cozimento: 40 minutos rende: 4 porções

RAS EL HANOUT É UM COMPLEXOE MISTURA EXÓTICA DE ESPECIARIAS MARROQUINAS. O TERMO SIGNIFICA "CHEFE DA LOJA" EM ÁRABE, O QUE SIGNIFICA QUE É UMA MISTURA ÚNICA DAS MELHORES ESPECIARIAS QUE O VENDEDOR DE ESPECIARIAS TEM A OFERECER. NÃO EXISTE UMA RECEITA FIXA PARA RAS EL HANOUT, MAS GERALMENTE CONTÉM UMA MISTURA DE GENGIBRE, ANIS, CANELA, NOZ-MOSCADA, PIMENTA, CRAVO, CARDAMOMO, FLORES SECAS (COMO LAVANDA E ROSA), NIGELA, NOZ-MOSCADA, GALANGA E AÇAFRÃO.

- 1 colher de sopa de cominho moído
- 2 colheres de chá de gengibre moído
- 1½ colher de chá de pimenta preta
- 1½ colher de chá de canela em pó
- 1 colher de chá de coentro moído
- 1 colher de pimenta caiena
- 1 colher de chá de pimenta da Jamaica moída
- ½ colher de chá de cravo moído
- ¼ colher de chá de noz-moscada moída
- 1 colher de chá de fios de açafrão (opcional)
- 4 colheres de sopa de óleo de coco não refinado
- 8 coxas de frango desossadas
- 1 pacote de 8 onças de cogumelos frescos, fatiados
- 1 xícara de cebola picada
- 1 xícara de pimentão vermelho, amarelo ou verde picado (1 grande)
- 4 tomates Roma, sem caroço, sem sementes e picados
- 4 dentes de alho, finamente picados
- 2 latas de 13,5 onças de leite de coco natural (como Nature's Way)

3 a 4 colheres de sopa de suco de limão fresco

¼ xícara de coentro fresco bem picado

1. Para o ras el hanout, misture o cominho, o gengibre, a pimenta-do-reino, a canela, o coentro, a pimenta caiena, a pimenta da Jamaica, o cravo, a noz-moscada e, se desejar, o açafrão em um almofariz médio ou em uma tigela pequena. Triture com um pilão ou mexa com uma colher para misturar bem. Coloque de lado.

2. Aqueça 2 colheres de sopa de óleo de coco em uma panela grande em fogo médio. Polvilhe as coxas de frango com 1 colher de sopa ras el hanout. Coloque o frango na panela; cozinhe por 5 a 6 minutos ou até dourar, virando uma vez na metade do cozimento. Retire o frango da panela; continue quente.

3. Aqueça as 2 colheres de sopa restantes de óleo de coco na mesma panela em fogo médio. Adicione os cogumelos, cebola, pimentão, tomate e alho. Cozinhe e mexa por cerca de 5 minutos ou até que os legumes estejam macios. Junte o leite de coco, o suco de limão e 1 colher de sopa ras el hanout. Retorne o frango para a panela. Ferver; reduzir o calor. Cozinhe, coberto, por cerca de 30 minutos ou até que o frango esteja macio (175 ° F).

4. Sirva o frango, os legumes e o molho em tigelas. Decore com coentro.

Nota: Armazene as sobras de Ras el Hanout em um recipiente coberto por até 1 mês.

COXAS DE FRANGO ADOBO DE CARAMBOLA SOBRE ESPINAFRE ASSADO

PREPARAÇÃO:40 minutos Marinar: 4 a 8 horas Cozinhar: 45 minutos Rendimento: 4 porções

SE NECESSÁRIO, SEQUE O FRANGOCOM UMA TOALHA DE PAPEL DEPOIS QUE SAIR DA MARINADA ANTES DE DOURAR NA PANELA. QUALQUER LÍQUIDO DEIXADO NA CARNE IRÁ RESPINGAR NO ÓLEO QUENTE.

- 8 coxas de frango desossadas (1 ½ a 2 libras), sem pele
- ¾ xícara de vinagre branco ou de cidra
- ¾ xícara de suco de laranja fresco
- ½ xícara de água
- ¼ xícara de cebola picada
- ¼ xícara de coentro fresco picado
- 4 dentes de alho, finamente picados
- ½ colher de chá de pimenta preta
- 1 colher de sopa de azeite
- 1 carambola (carambola), fatiada
- 1 xícara de caldo de osso de galinha (ver receita) ou caldo de galinha sem sal
- 2 pacotes de 9 onças de folhas frescas de espinafre
- Folhas de coentro fresco (opcional)

1. Coloque o frango em um forno holandês de aço inoxidável ou esmalte; colocar de lado. Em uma tigela média, misture o vinagre, suco de laranja, água, cebola, ¼ xícara de coentro picado, alho e pimenta; despeje sobre o frango. Cubra e deixe marinar na geladeira por 4 a 8 horas.

2. Leve a mistura de frango ao forno holandês para ferver em fogo médio-alto; reduzir o calor. Cubra e cozinhe por 35 a 40 minutos ou até que o frango não esteja mais rosa (175 ° F).

3. Aqueça o óleo em fogo médio-alto em uma panela grande. Retire o frango do forno holandês com uma pinça, agitando delicadamente para que o líquido do cozimento escorra; reserve o líquido do cozimento. Doure o frango de todos os lados, virando-o frequentemente até dourar por igual.

4. Enquanto isso, para o molho, coe o líquido do cozimento; retorne ao forno holandês. Ferver. Cozinhe cerca de 4 minutos para reduzir e engrossar ligeiramente; adicione carambola; cozinhe por mais 1 minuto. Devolva o frango ao molho no forno holandês. Retire do fogo; cobrir para manter aquecido.

5. Limpe a panela. Despeje o caldo de osso de galinha na panela. Levar a ferver a fogo médio alto; misture o espinafre. Reduza o calor; cozinhe por 1 a 2 minutos ou até o espinafre murchar, mexendo sempre. Transfira o espinafre para uma travessa com uma escumadeira. Cubra com frango e molho. Se desejar, polvilhe com folhas de coentro.

TACOS DE REPOLHO POBLANO DE FRANGO COM MAIONESE CHIPOTLE

PREPARAÇÃO:25 minutos para assar: 40 minutos rende: 4 porções

SIRVA ESSES TACOS BAGUNÇADOS, MAS SABOROSOSCOM UM GARFO PARA PEGAR O RECHEIO QUE CAI DA FOLHA DE REPOLHO AO COMÊ-LO.

1 colher de sopa de azeite
2 pimentas poblano, sem sementes (se desejar) e picadas (consultePontas)
½ xícara de cebola picada
3 dentes de alho, finamente picados
1 colher de sopa de pimenta em pó sem sal
2 colheres de chá de cominho moído
½ colher de chá de pimenta preta
1 lata de 8 onças de molho de tomate sem adição de sal
¾ xícara de caldo de osso de galinha (verreceita) ou caldo de galinha sem sal
1 colher de chá de orégano mexicano seco, esmagado
1 a 1 ½ libras de coxas de frango sem pele e desossadas
10 a 12 folhas médias a grandes de repolho
Chipotle Paleo Mayo (verreceita)

1. Pré-aqueça o forno a 350°F. Aqueça o óleo em fogo médio-alto em uma panela grande refratária. Adicione pimenta poblano, cebola e alho; cozinhe e mexa por 2 minutos. Misture a pimenta em pó, o cominho e a pimenta-do-reino; cozinhe e mexa por mais 1 minuto (reduza o fogo se necessário para evitar que os temperos queimem).

2. Adicione o molho de tomate, o caldo de osso de galinha e o orégano à panela. Ferver. Coloque cuidadosamente as coxas de frango na mistura de tomate. Cubra a panela com

uma tampa. Asse por aprox. 40 minutos ou até que o frango esteja macio (175 ° F), virando o frango na metade.

3. Retire o frango da panela; esfriar um pouco. Use dois garfos para desfiar o frango em pedaços pequenos. Misture o frango desfiado na mistura de tomate na panela.

4. Para servir, coloque a mistura de frango nas folhas de couve; Cubra com Chipotle Paleo Mayo.

ENSOPADO DE FRANGO COM MINICENOURAS E BOK CHOY

PREPARAÇÃO:15 minutos de cozimento: 24 minutos em repouso: 2 minutos rende: 4 porções

BABY BOK CHOY É MUITO DELICADOE PODE SER COZIDO DEMAIS EM NENHUM MOMENTO. PARA MANTÊ-LO CROCANTE E FRESCO - NÃO MURCHO E ENCHARCADO - CERTIFIQUE-SE DE COZINHÁ-LO NA PANELA QUENTE COBERTA (FORA DO FOGO) POR NÃO MAIS DE 2 MINUTOS ANTES DE SERVIR O ENSOPADO.

- 2 c. de sopa de azeite
- 1 alho-poró fatiado (parte branca e verde claro)
- 4 xícaras de caldo de osso de galinha (ver receita) ou caldo de galinha sem sal
- 1 xícara de vinho branco seco
- 1 colher de sopa de mostarda tipo Dijon (ver receita)
- ½ colher de chá de pimenta preta
- 1 ramo de tomilho fresco
- 1 ¼ libras de coxas de frango sem pele e desossadas, cortadas em pedaços de 1 polegada
- 8 onças de cenouras baby com topos, esfregadas, aparadas e cortadas ao meio longitudinalmente, ou 2 cenouras médias, cortadas na diagonal
- 2 colheres de chá de raspas de limão finamente ralada (reserve)
- 1 colher de sopa de suco de limão fresco
- 2 cabeças baby bok choy
- ½ colher de chá de tomilho fresco picado

1. Aqueça 1 colher de sopa de azeite em uma panela grande em fogo médio. Cozinhe o alho-poró em óleo quente por 3 a 4 minutos ou até murchar. Adicione o caldo de osso de galinha, o vinho, a mostarda Dijon, ¼ colher de chá de pimenta e o raminho de tomilho. Ferver; reduzir o calor. Cozinhe por 10 a 12 minutos ou até que o líquido seja

reduzido em cerca de um terço. Descarte o raminho de tomilho.

2. Enquanto isso, em um forno holandês, aqueça a 1 colher de sopa restante de azeite em fogo médio-alto. Polvilhe o frango com o restante ¼ colher de chá de pimenta. Frite em óleo quente por cerca de 3 minutos ou até dourar, mexendo de vez em quando. Escorra a gordura, se necessário. Adicione cuidadosamente a mistura de caldo reduzido à panela, raspando os pedaços marrons; adicione cenouras. Ferver; reduzir o calor. Cozinhe, descoberto, por 8 a 10 minutos ou apenas até que as cenouras estejam macias. Misture o suco de limão. Corte o bok choy ao meio no sentido do comprimento. (Se as cabeças do bok choy forem grandes, corte em quartos.) Coloque o bok choy em cima do frango na panela. Cubra e retire do fogo; deixe por 2 minutos.

3. Despeje o ensopado em tigelas rasas. Polvilhe com raspas de limão e tomilho picado.

FRANGO COM LARANJA-CAJU E PÁPRICA REFOGADO EM WRAPS DE SALADA

COMEÇAR A TERMINAR: 45 minutos rende: 4 a 6 porções

VOCÊ ENCONTRARÁ DOIS TIPOSÓLEO DE COCO NAS PRATELEIRAS – REFINADO E EXTRA VIRGEM, OU NÃO REFINADO. COMO O NOME SUGERE, O ÓLEO DE COCO EXTRA VIRGEM VEM DA PRIMEIRA PRENSAGEM DO COCO FRESCO E CRU. É SEMPRE A MELHOR ESCOLHA AO COZINHAR EM FOGO MÉDIO OU MÉDIO-ALTO. O ÓLEO DE COCO REFINADO TEM UM PONTO DE FUMAÇA MAIS ALTO, PORTANTO, USE-O APENAS AO COZINHAR EM FOGO ALTO.

- 1 colher de sopa de óleo de coco refinado
- 1 ½ a 2 libras de coxas de frango sem pele e desossadas, cortadas em tiras finas
- 3 pimentões vermelhos, laranjas e/ou amarelos, sem caule, sem sementes e cortados em tiras finas
- 1 cebola roxa, cortada ao meio no sentido do comprimento e em fatias finas
- 1 colher de chá de casca de laranja ralada (reserve)
- ½ xícara de suco de laranja fresco
- 1 colher de sopa de gengibre fresco bem picado
- 3 dentes de alho, finamente picados
- 1 xícara de castanha de caju crua sem sal, torrada e picada grosseiramente (ver Pontas)
- ½ xícara de cebolinha fatiada (4)
- 8 a 10 folhas de manteiga ou alface americana

1. Aqueça o óleo de coco em fogo alto em uma wok ou frigideira grande. Adicione o frango; cozinhe e mexa por 2 minutos. Adicione páprica e cebola; cozinhe e mexa por 2

a 3 minutos ou até que os legumes comecem a amolecer. Retire o frango e os legumes do wok; continue quente.

2. Seque o wok com toalhas de papel. Adicione o sumo de laranja ao wok. Cozinhe por cerca de 3 minutos ou até que os sucos fervam e reduzam um pouco. Adicione o gengibre e o alho. Cozinhe e mexa por 1 minuto. Retorne a mistura de frango e pimenta para a wok. Misture a casca de laranja, a castanha de caju e a cebola. Sirva a massa sobre as folhas da salada.

FRANGO COM CAPIM-LIMÃO E COCO VIETNAMITA

COMEÇAR A TERMINAR: 30 minutos rende: 4 porções

ESTE CARIL RÁPIDO DE COCO PODE ESTAR NA MESA EM 30 MINUTOS A PARTIR DO MOMENTO EM QUE VOCÊ COMEÇA A CORTAR, TORNANDO-A UMA REFEIÇÃO IDEAL PARA UMA NOITE MOVIMENTADA DURANTE A SEMANA.

- 1 colher de sopa de óleo de coco não refinado
- 4 talos de capim-limão (somente as partes claras)
- 1 pacote de 3,2 onças de cogumelos ostra picados
- 1 cebola grande, em fatias finas, cortada ao meio
- 1 jalapeño fresco, sem sementes e finamente picado (ver Pontas)
- 2 colheres de sopa de gengibre fresco bem picado
- 3 dentes de alho picados
- 1 ½ libras de coxas de frango sem pele e desossadas, em fatias finas e cortadas em pedaços pequenos
- ½ xícara de leite de coco natural (como Nature's Way)
- ½ xícara de caldo de osso de galinha (ver receita) ou caldo de galinha sem sal
- 1 colher de sopa de curry vermelho sem sal
- ½ colher de chá de pimenta preta
- ½ xícara de folhas frescas de manjericão picadas
- 2 colheres de sopa de suco de limão fresco
- Coco ralado sem açúcar (opcional)

1. Aqueça o óleo de coco em fogo médio em uma panela grande. Adicione capim-limão; cozinhe e mexa por 1 minuto. Adicione os cogumelos, cebola, jalapeño, gengibre e alho; cozinhe e mexa por 2 minutos ou até a cebola ficar macia. Adicione o frango; cozinhe por cerca de 3 minutos ou até que o frango esteja cozido.

2. Misture o leite de coco, o caldo de osso de galinha, o curry em pó e a pimenta-do-reino em uma tigela pequena. Adicione a mistura de frango à panela; cozinhe por 1 minuto ou até o líquido engrossar ligeiramente. Retire do fogo; misture o manjericão fresco e o suco de limão. Se desejar, polvilhe porções com coco.

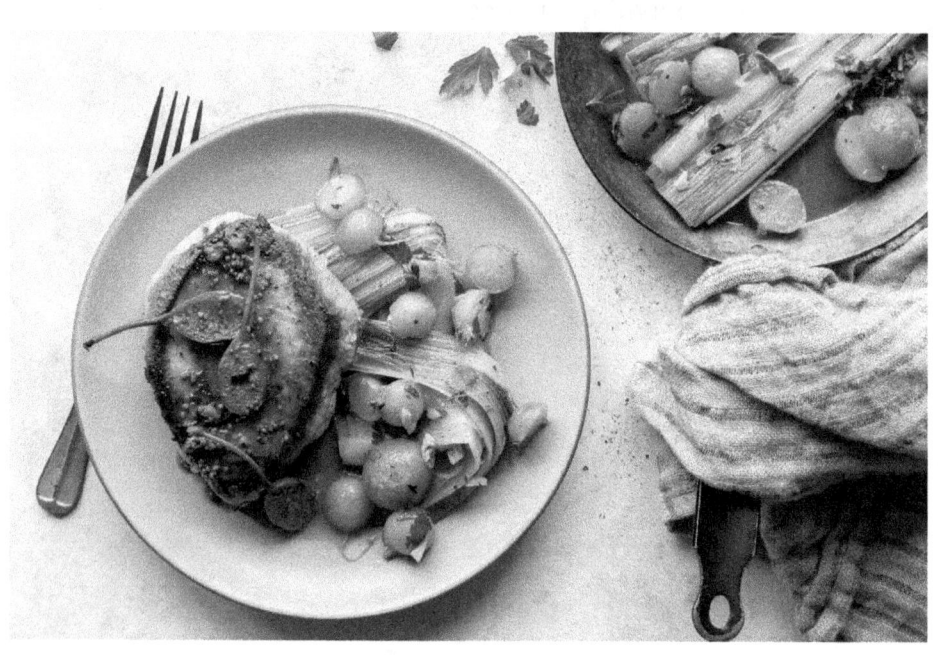

FRANGO GRELHADO E SALADA DE ESCAROLA DE MAÇÃ

PREPARAÇÃO:Grelhador de 30 minutos: 12 minutos rende: 4 porções

SE VOCÊ GOSTA DE UMA MAÇÃ MAIS DOCE,IR COM HONEYCRISP. SE VOCÊ GOSTA DE MAÇÃ AZEDA, USE GRANNY SMITH - OU, PARA EQUILIBRAR, EXPERIMENTE UMA MISTURA DAS DUAS VARIEDADES.

3 maçãs Honeycrisp médias ou Granny Smith
4 colheres de chá de azeite extra virgem
½ xícara de chalotas finamente picadas
2 colheres de sopa de salsa fresca picada
1 colher de sopa de tempero para aves
3 a 4 cabeças de escarola, esquartejadas
1 quilo de frango moído ou peito de peru
⅓ xícara de avelãs torradas picadas*
⅓ xícara de vinagrete francês clássico (ver<u>receita</u>)

1. Corte as maçãs ao meio e retire o miolo. Descasque e pique finamente 1 das maçãs. Aqueça 1 colher de chá de azeite em fogo médio em uma frigideira média. Adicione a maçã picada e a chalota; cozinhe até ficar macio. Misture a salsa e o tempero de aves. Deixe esfriar.

2. Enquanto isso, tire o caroço das 2 maçãs restantes e corte em fatias. Pincele os lados cortados das fatias de maçã e escarola com o azeite restante. Combine o frango e a mistura de maçã resfriada em uma tigela grande. Divida em oito porções; molde cada porção em uma empada de 2 polegadas de diâmetro.

3. Para uma grelha a carvão ou a gás, coloque os hambúrgueres de frango e os pedaços de maçã em uma grelha diretamente em fogo médio. Cubra e grelhe por 10 minutos, virando uma vez na metade do tempo. Adicione a escarola, corte os lados para baixo. Cubra e grelhe por 2 a 4 minutos ou até que a escarola esteja levemente carbonizada, as maçãs estejam macias e os rissóis de frango estejam prontos (165 ° F).

4. Pique grosseiramente a escarola. Divida a escarola entre quatro pratos de servir. Cubra com bolos de frango, fatias de maçã e avelãs. Regue com vinagrete francês clássico.

*Dica: Para torrar avelãs, pré-aqueça o forno a 350°F. Espalhe as nozes em uma única camada em uma frigideira rasa. Asse por 8 a 10 minutos ou até tostar levemente, mexendo uma vez para torrar uniformemente. Deixe esfriar um pouco as nozes. Coloque as nozes quentes em uma toalha de cozinha limpa; esfregue com a toalha para remover as peles soltas.

SOPA DE FRANGO TOSCANA COM FITAS DE COUVE

PREPARAÇÃO:15 minutos de cozimento: 20 minutos rende: 4 a 6 porções

UMA COLHER DE PESTO- SUA ESCOLHA DE MANJERICÃO OU RÚCULA - ADICIONA GRANDE SABOR A ESTA SOPA SABOROSA TEMPERADA COM TEMPERO DE AVES SEM SAL. PARA MANTER AS FITAS DE COUVE VERDES BRILHANTES E TÃO CHEIAS DE NUTRIENTES QUANTO POSSIVEL, BASTA COZINHA-LAS ATE MURCHAREM.

1 libra de frango moído
2 colheres de sopa de tempero de aves sem adição de sal
1 colher de chá de casca de limão finamente ralada
1 colher de sopa de azeite
1 xícara de cebola picada
½ xícara de cenoura picada
1 xícara de aipo picado
4 dentes de alho, fatiados
4 xícaras de caldo de osso de galinha (ver receita) ou caldo de galinha sem sal
1 lata de 14,5 onças de tomate assado no fogo sem adição de sal, não drenado
1 maço de couve Lacinato (toscana), caules removidos, cortados em tiras
2 colheres de sopa de suco de limão fresco
1 colher de chá de tomilho fresco picado
Pesto de manjericão ou rúcula (ver receitas)

1. Combine frango moído, tempero de aves e raspas de limão em uma tigela média. Misture bem.

2. Aqueça o azeite em fogo médio em um forno holandês. Adicione a mistura de frango, cebola, cenoura e aipo; cozinhe por 5 a 8 minutos ou até que o frango não esteja mais rosado, mexendo com uma colher de pau para

desmanchar a carne e adicionando fatias de alho no último 1 minuto de cozimento. Adicione o caldo de osso de galinha e os tomates. Ferver; reduzir o calor. Cubra e cozinhe por 15 minutos. Misture a couve, o suco de limão e o tomilho. Cozinhe descoberto por cerca de 5 minutos ou até que a couve esteja quase murcha.

3. Para servir, coloque a sopa em tigelas e cubra com pesto de manjericão ou rúcula.

LARB DE FRANGO

PREPARAÇÃO:15 minutos de cozimento: 8 minutos de resfriamento: 20 minutos rende: 4 porções

ESTA VERSÃO DO POPULAR PRATO TAILANDÊSDE FRANGO MOÍDO TEMPERADO E LEGUMES SERVIDOS EM FOLHAS DE ALFACE É INCRIVELMENTE LEVE E SABOROSO - SEM ADIÇÃO DE AÇÚCAR, SAL E MOLHO DE PEIXE (QUE É MUITO RICO EM SÓDIO) QUE TRADICIONALMENTE FAZEM PARTE DA LISTA DE INGREDIENTES. COM ALHO, PIMENTA TAILANDESA, CAPIM-LIMÃO, RASPAS DE LIMÃO, SUCO DE LIMÃO, HORTELÃ E COENTRO, VOCÊ NÃO VAI QUERER PERDER.

- 1 colher de sopa de óleo de coco refinado
- 2 libras de frango moído (95% de peito magro ou moído)
- 8 gramas de champignons picados finamente
- 1 xícara de cebola roxa finamente picada
- 1 a 2 pimentas tailandesas, sem sementes e finamente picadas (consulte Pontas)
- 2 colheres de sopa de alho bem picado
- 2 colheres de sopa de erva-cidreira picada*
- ¼ colher de chá de cravo moído
- ¼ colher de chá de pimenta preta
- 1 colher de sopa de casca de lima finamente ralada
- ½ xícara de suco de limão fresco
- ⅓ xícara de folhas de hortelã fresca bem embaladas, picadas
- ⅓ xícara de coentro fresco bem embalado, picado
- 1 cabeça de alface americana, dividida em folhas

1. Aqueça o óleo de coco em fogo médio-alto em uma panela grande. Adicione o frango moído, os cogumelos, a cebola, a(s) pimenta(s), o alho, o capim-limão, o cravo e a pimenta-do-reino. Cozinhe por 8 a 10 minutos ou até que o frango esteja cozido, mexendo com uma colher de pau

para quebrar a carne enquanto cozinha. Esvazie se necessário. Transfira a mistura de frango para uma tigela extra grande. Deixe esfriar por aprox. 20 minutos ou até ficar ligeiramente mais quente que a temperatura ambiente, mexendo ocasionalmente.

2. Misture as raspas de limão, suco de limão, hortelã e coentro na mistura de frango. Sirva em salada de folhas.

*Dica: Para preparar o capim-limão, você precisa de uma faca bem afiada. Corte o caule lenhoso da base do caule e as folhas verdes duras no topo da planta. Remova as duas camadas externas resistentes. Você deve ter um pedaço de capim-limão com cerca de 15 cm de comprimento e amarelo-esbranquiçado pálido. Corte o caule ao meio horizontalmente e, em seguida, corte cada metade ao meio novamente. Corte cada quarto do caule bem fino.

HAMBÚRGUERES DE FRANGO COM MOLHO DE CAJU SZECHWAN

PREPARAÇÃO:30 minutos cozinhando: 5 minutos grelhando: 14 minutos rende: 4 porções

O ÓLEO DE PIMENTA FEITO POR AQUECIMENTOAZEITE COM PIMENTA VERMELHA ESMAGADA TAMBÉM PODE SER USADO DE OUTRAS MANEIRAS. USE-O PARA REFOGAR LEGUMES FRESCOS - OU MISTURE-OS COM UM POUCO DE OLEO DE PIMENTA ANTES DE FRITAR.

    2 c. de sopa de azeite
    ¼ colher de chá de pimenta vermelha esmagada
    2 xícaras de castanha de caju crua, torrada (ver_Pontas_)
    ¼ xícara de azeite
    ½ xícara de abobrinha ralada
    ¼ xícara de cebolinha bem picada
    2 dentes de alho, bem picados
    2 colheres de chá de casca de limão finamente ralada
    2 colheres de chá de gengibre fresco ralado
    1 quilo de frango moído ou peito de peru

MOLHO DE CAJU SZECHWAN
    1 colher de sopa de azeite
    2 colheres de sopa de cebola bem picada
    1 colher de sopa de gengibre fresco ralado
    1 colher de chá de cinco especiarias chinesas em pó
    1 colher de chá de suco de limão fresco
    4 folhas de alface verde ou manteiga

1. Para o óleo de pimenta, misture o azeite e a pimenta vermelha esmagada em uma panela pequena. Aqueça em fogo baixo por 5 minutos. Retire do fogo; Deixe esfriar.

2. Para a manteiga de caju, coloque as castanhas de caju e 1 colher de sopa de azeite no liquidificador. Cubra e misture até ficar cremoso, parando para raspar as laterais conforme necessário e adicione mais azeite, 1 colher de sopa de cada vez, até usar ¼ xícara cheia e a manteiga ficar bem macia; colocar de lado.

3. Combine abobrinha, cebolinha, alho, raspas de limão e 2 colheres de chá de gengibre em uma tigela grande. Adicione o frango moído; Misture bem. Modele a mistura de frango em quatro rissóis de ½ polegada de espessura.

4. Para uma grelha a carvão ou a gás, coloque os hambúrgueres na grelha untada diretamente em fogo médio. Cubra e grelhe por 14 a 16 minutos ou até terminar (165 ° F), virando uma vez na metade do cozimento.

5. Enquanto isso, para o molho, aqueça o azeite em uma panela pequena em fogo médio. Adicione a cebolinha e 1 colher de sopa de gengibre; cozinhe em fogo médio-baixo por 2 minutos ou até a cebola amolecer. Adicione ½ xícara de manteiga de caju (resfrie a manteiga de caju restante por até 1 semana), óleo de pimenta, suco de limão e cinco especiarias em pó. Cozinhe por mais 2 minutos. Retire do fogo.

6. Sirva as almôndegas sobre as folhas de alface. Regue com o molho.

WRAPS TURCOS DE FRANGO

PREPARAÇÃO:25 minutos em repouso: 15 minutos em fervura: 8 minutos rende: 4 a 6 porções

"BAHARAT" SIGNIFICA SIMPLESMENTE "ESPECIARIA" EM ÁRABE.UM TEMPERO VERSÁTIL NA CULINÁRIA DO ORIENTE MÉDIO, É FREQUENTEMENTE USADO COMO TEMPERO EM PEIXES, AVES E CARNES OU MISTURADO COM AZEITE E USADO COMO MARINADA DE VEGETAIS. A COMBINAÇÃO DE ESPECIARIAS QUENTES E DOCES, COMO CANELA, COMINHO, COENTRO, CRAVO E PÁPRICA, TORNA-O PARTICULARMENTE AROMÁTICO. A ADIÇÃO DE HORTELÃ SECA É UM TOQUE TURCO.

⅓ xícara de damascos secos não sulfurados picados

⅓ xícara de figos secos fatiados

1 colher de sopa de óleo de coco não refinado

1 ½ quilo de peito de frango moído

3 xícaras de alho-poró fatiado (somente as partes branca e verde claro) (3)

⅔ de um pimentão verde e/ou vermelho médio, cortado em fatias finas

2 colheres de sopa de especiarias Baharat (ver receita, abaixo)

2 dentes de alho, bem picados

1 xícara de tomate sem sementes picado (2 médios)

1 xícara de pepino sem sementes picado (½ de um meio)

½ xícara de pistache picado, sem sal, torrado (ver Pontas)

¼ xícara de hortelã fresca picada

¼ xícara de salsa fresca picada

8 a 12 folhas grandes de alface crespa ou Bibb

1. Coloque os damascos e os figos em uma tigela pequena. Adicione ⅔ xícara de água fervente; deixe por 15 minutos. Escorra, reservando ½ xícara de líquido.

2. Enquanto isso, aqueça o óleo de coco em fogo médio em uma panela grande. Adicione o frango moído; cozinhe por 3 minutos, mexendo com uma colher de pau para quebrar a carne enquanto cozinha. Adicione o alho-poró, o pimentão, o tempero Baharat e o alho; cozinhe e mexa por cerca de 3 minutos ou até que o frango esteja pronto e a pimenta esteja macia. Adicione damascos, figos, líquido reservado, tomate e pepino. Cozinhe e mexa por cerca de 2 minutos ou até que os tomates e o pepino comecem a desmanchar. Junte os pistaches, a hortelã e a salsa.

3. Sirva frango e legumes em folhas de salada.

Especiarias Baharat: Combine 2 colheres de sopa de páprica doce em uma tigela pequena; 1 colher de sopa de pimenta preta; 2 colheres de chá de hortelã seca, bem triturada; 2 colheres de chá de cominho moído; 2 colheres de chá de coentro moído; 2 colheres de chá de canela em pó; 2 colheres de chá de cravo moído; 1 colher de chá de noz-moscada moída; e 1 colher de chá de cardamomo moído. Armazene em um recipiente bem fechado em temperatura ambiente. Rende cerca de ½ xícara.

GALINHAS ESPANHOLAS DA CORNUALHA

PREPARAÇÃO:10 minutos para assar: 30 minutos para assar: 6 minutos Rendimento: 2 a 3 porções

ESTA RECEITA NÃO PODERIA SER MAIS FÁCIL- E OS RESULTADOS SÃO ABSOLUTAMENTE FANTÁSTICOS. GRANDES QUANTIDADES DE PÁPRICA DEFUMADA, ALHO E LIMÃO DÃO A ESSES PASSARINHOS UM ÓTIMO SABOR.

2 galinhas da Cornualha de 1½ libra, descongeladas se congeladas

1 colher de sopa de azeite

6 dentes de alho picados

2 a 3 colheres de sopa de páprica doce defumada

¼ a ½ colher de chá de pimenta caiena (opcional)

2 limões, esquartejados

2 colheres de sopa de salsa fresca picada (opcional)

1. Pré-aqueça o forno a 375°F. Para esquartejar galinhas de caça, use uma tesoura de cozinha ou uma faca afiada para cortar os dois lados da espinha dorsal estreita. A borboleta abre a ave e corta a galinha ao meio no esterno. Retire os quartos traseiros cortando a pele e a carne que separa as coxas do peito. Mantenha a asa e o peito intactos. Esfregue o azeite sobre os pedaços de galinha da Cornualha. Polvilhe com alho picado.

2. Coloque os pedaços de frango com a pele para cima em uma assadeira grande. Polvilhe com páprica defumada e pimenta caiena. Esprema os quartos de limão sobre as galinhas; adicione quartos de limão à panela. Vire os

pedaços de frango com a pele para baixo na panela. Cubra e cozinhe por 30 minutos. Retire a panela do forno.

3. Pré-aqueça o frango. Use pinças e vire as peças. Ajuste a grade do forno. Asse 4 a 5 polegadas do fogo por 6 a 8 minutos até que a pele esteja dourada e as galinhas estejam prontas (175 ° F). Regue com os sucos da panela. Se desejar, polvilhe com salsa.

GALINHAS DA CORNUALHA ASSADAS COM PISTACHE COM SALADA DE RÚCULA, DAMASCO E ERVA-DOCE

PREPARAÇÃO:30 minutos de resfriamento: 2 a 12 horas de cozimento: 50 minutos em repouso: 10 minutos rende: 8 porções

UM PESTO DE PISTACHE FEITOCOM SALSA, TOMILHO, ALHO, CASCA DE LARANJA, SUCO DE LARANJA E AZEITE É COLOCADO SOB A PELE DE CADA AVE ANTES DE MARINAR.

4 galinhas Cornish de 20 a 24 onças

3 xícaras de pistache cru

2 colheres de sopa de salsa italiana fresca picada (folha plana)

1 c. de sopa de tomilho picado

1 dente grande de alho, finamente picado

2 colheres de chá de casca de laranja ralada fina

2 colheres de sopa de suco de laranja fresco

¾ xícara de azeite

2 cebolas grandes, em fatias finas

½ xícara de suco de laranja fresco

2 colheres de sopa de suco de limão fresco

¼ colher de chá de pimenta preta moída na hora

¼ colher de chá de mostarda seca

2 pacotes de 5 onças de rúcula

1 cebola grande de erva-doce, raspada finamente

2 colheres de sopa de folhas de erva-doce picadas

4 damascos sem caroço e cortados em fatias finas

1. Lave a cavidade interna das galinhas de caça da Cornualha. Amarre as pernas com barbante 100% algodão. Dobre as asas sob o corpo; colocar de lado.

2. Combine pistache, salsa, tomilho, alho, casca de laranja e suco de laranja em um processador de alimentos ou liquidificador. Processe até formar uma pasta grossa. Com o processador funcionando, adicione ¼ xícara de azeite em um fluxo lento e constante.

3. Use os dedos para soltar a pele do lado do peito de uma galinha para criar uma bolsa. Espalhe um quarto da mistura de pistache uniformemente sob a pele. Repita com as galinhas restantes e a mistura de pistache. Espalhe a cebola fatiada no fundo da frigideira; coloque os frangos, com o peito para cima, em cima das cebolas. Cubra e refrigere por 2 a 12 horas.

4. Pré-aqueça o forno a 425°F. Galinhas assadas por 30 a 35 minutos ou até que um termômetro de leitura instantânea inserido em um músculo interno da coxa registre 175 ° F.

5. Enquanto isso, para temperar, misture o suco de laranja, suco de limão, pimenta e mostarda em uma tigela pequena. Misture bem. Adicione o restante ½ xícara de azeite em um fluxo lento e constante, mexendo sempre.

6. Para a salada, misture a rúcula, erva-doce, folhas de erva-doce e damascos em uma tigela grande. Regue levemente com o molho; lance bem. Reserve o molho extra para outra finalidade.

7. Retire as galinhas do forno; tenda frouxamente com papel alumínio e deixe por 10 minutos. Para servir, divida a salada igualmente entre oito pratos de servir. Corte as galinhas ao meio no sentido do comprimento; coloque as metades de frango em saladas. Sirva imediatamente.

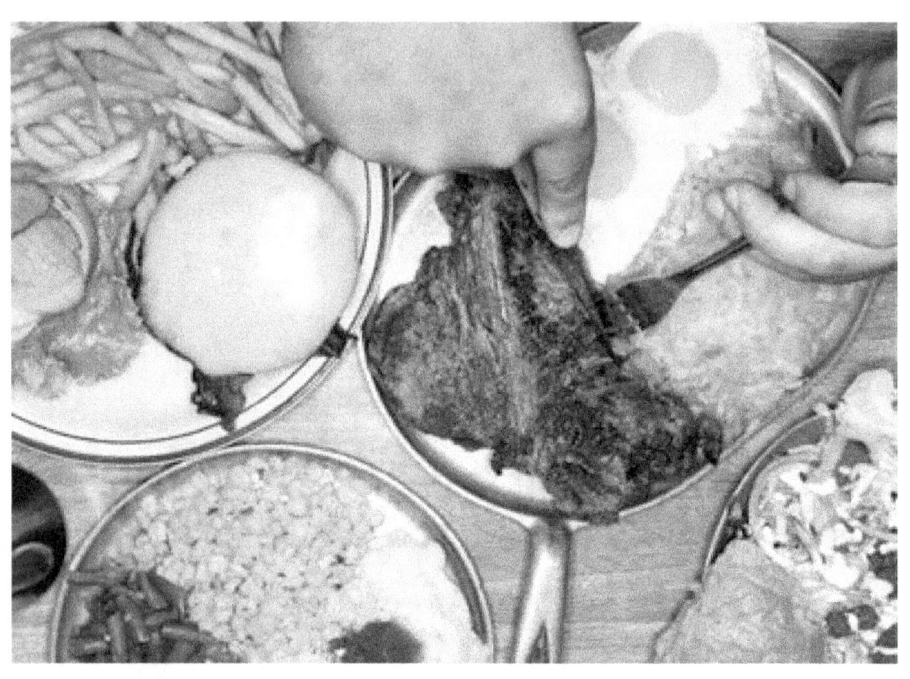

PEITO DE PATO COM SALADA DE ROMÃ E JICAMA

PREPARAÇÃO: 15 minutos de cozimento: 15 minutos rende: 4 porções

PARA CORTAR UM PADRÃO DE DIAMANTE EMA GORDURA DOS PEITOS DE PATO PERMITE QUE A GORDURA ESCORRA ENQUANTO OS PEITOS TEMPERADOS COM GARAM MASALA COZINHAM. OS PINGOS SÃO COMBINADOS COM JICAMA, SEMENTES DE ROMÃ, SUCO DE LARANJA E CALDO DE CARNE E MISTURADOS COM VERDURAS APIMENTADAS PARA MURCHAR UM POUCO.

4 peitos de pato Moscóvia desossados (cerca de 1 ½ a 2 libras no total)

1 colher de sopa de garam masala

1 colher de sopa de óleo de coco não refinado

2 xícaras de jicama descascada em cubos

½ xícara de sementes de romã

¼ xícara de suco de laranja fresco

¼ xícara de caldo de osso de carne (ver receita) ou caldo de carne sem sal

3 xícaras de agrião, caules removidos

3 xícaras de frisée ralado e/ou escarola belga em fatias finas

1. Usando uma faca afiada, faça cortes rasos em padrão de diamante na gordura do peito de pato com 2,5 cm de distância. Polvilhe ambos os lados das metades do peito com garam masala. Aqueça uma panela extra grande em fogo médio. Derreta o óleo de coco na panela quente. Coloque as metades do peito, com a pele voltada para baixo, na panela. Cozinhe com a pele voltada para baixo por 8 minutos, tomando cuidado para não dourar muito rapidamente (reduza o fogo se necessário). Vire os peitos de pato; cozinhe por mais 5 a 6 minutos ou até que um

termômetro inserido nas metades do peito registre 145 ° F para médio. Retire as metades do peito, reservando as gotas na panela; cubra com papel alumínio para manter aquecido.

2. Para o molho, adicione a jicama aos pingos na panela; cozinhe e mexa por 2 minutos em fogo médio. Adicione as sementes de romã, o suco de laranja e o caldo de carne à panela. Ferver; imediatamente retirado do fogo.

3. Para a salada, misture o agrião e o frisée em uma tigela grande. Despeje o molho quente sobre as verduras; jogue para revestir.

4. Divida a salada em quatro pratos. Corte os peitos de pato em fatias finas e coloque sobre saladas.

PERU ASSADO COM PURE DE RAIZES DE ALHO

PREPARAÇÃO:1 hora Assar: 2 horas e 45 minutos Espera: 15 minutos Rende: 12 a 14 porções

PROCURE UM PERU QUE TENHANÃO FOI INJETADO COM UMA SOLUÇÃO SALINA. SE O RÓTULO DISSER "MELHORADO" OU "AUTO-REGALO", PROVAVELMENTE ESTÁ CHEIO DE SÓDIO E OUTROS ADITIVOS.

- 1 peru de 12 a 14 libras
- 2 colheres de sopa de especiarias mediterrânicas (ver<u>receita</u>)
- ¼ xícara de azeite
- 3 libras de cenouras médias, descascadas, aparadas e cortadas ao meio ou em quartos no sentido do comprimento
- 1 receita de purê de raízes com alho (consulte<u>receita</u>, abaixo)

1. Pré-aqueça o forno a 425°F. Retire o pescoço e os miúdos do peru; reserve para outro uso, se desejar. Solte cuidadosamente a pele da borda da mama. Passe os dedos sob a pele para criar um bolso na parte superior do peito e na parte superior das coxas. Colher 1 colher de sopa de tempero mediterrâneo sob a pele; use os dedos para espalhá-lo uniformemente sobre o peito e as coxas. Puxe a pele do pescoço para trás; prenda com um palito. Dobre as pontas das baquetas sob a faixa de pele acima da cauda. Se não houver faixa de pele, amarre as baquetas firmemente na cauda com barbante 100% algodão. Torça as pontas das asas sob as costas.

2. Coloque o peito de peru voltado para cima em uma assadeira rasa e extragrande. Pincele o peru com 2 colheres de sopa de óleo. Polvilhe o peru com o restante

do tempero mediterrâneo. Insira um termômetro de carne à prova de forno no centro de um músculo interno da coxa; o termômetro não deve tocar nos ossos. Cubra o peru frouxamente com papel alumínio.

3. Asse por 30 minutos. Reduza a temperatura do forno para 325 ° F. Asse por 1 hora e meia. Combine as cenouras e as 2 colheres de sopa restantes de óleo em uma tigela grande; jogue para revestir. Espalhe as cenouras em uma assadeira grande. Retire o papel alumínio do peru e corte tiras de couro ou barbante entre as coxas. Asse as cenouras e o peru por 45 minutos a 1 ¼ hora a mais ou até que o termômetro registre 175 ° F.

4. Retire o peru do forno. Cobrir; deixe repousar 15 a 20 minutos antes de cortar. Sirva o peru com cenoura e purê de raízes com alho.

Garlicky Mashed Roots: Apare e descasque 3 a 3 ½ libras de rutabagas e 1 ½ a 2 libras de raiz de aipo; corte em pedaços de 2 polegadas. Cozinhe rutabagas e raiz de aipo em uma panela de 6 litros em água fervente suficiente para cobrir por 25 a 30 minutos ou até ficar bem macio. Enquanto isso, em uma panela pequena, misture 3 colheres de sopa de azeite extra virgem e 6 a 8 dentes de alho picados. Cozinhe em fogo baixo por 5 a 10 minutos ou até que o alho esteja bem perfumado, mas não dourado. Adicione cuidadosamente ¾ xícara de caldo de osso de galinha (consulte_receita_) ou caldo de galinha sem sal. Ferver; retire do fogo. Escorra os legumes e volte para a panela. Amasse os legumes com um espremedor de batatas ou bata com uma batedeira em fogo baixo.

Adicione ½ colher de chá de pimenta preta. Aos poucos, amasse ou bata na mistura de caldo até que os legumes estejam misturados e quase lisos. Se necessário, adicione mais ¼ xícara de caldo de osso de galinha para obter a consistência desejada.

PEITO DE PERU RECHEADO COM MOLHO PESTO E SALADA DE RÚCULA

PREPARAÇÃO:30 minutos para assar: 1 hora 30 minutos para descansar: 20 minutos para: 6 porções

ESSA É PARA OS AMANTES DE CARNE BRANCAPOR AÍ - UM PEITO DE PERU CROCANTE RECHEADO COM TOMATE SECO, MANJERICÃO E ESPECIARIAS MEDITERRÂNEAS. AS SOBRAS FAZEM UM ÓTIMO ALMOÇO.

1 xícara de tomate seco sem enxofre (sem óleo)
1 peito de peru desossado de 4 quilos, metade com pele
3 colheres de chá de especiarias mediterrâneas (ver receita)
1 xícara de folhas de manjericão fresco frouxamente embaladas
1 colher de sopa de azeite
8 gramas de rúcula baby
3 tomates grandes cortados ao meio e fatiados
¼ xícara de azeite
2 colheres de sopa de vinagre de vinho tinto
Pimenta preta
1½ xícara de pesto de manjericão (ver receita)

1. Pré-aqueça o forno a 375 °F. Despeje água fervente suficiente sobre os tomates secos em uma tigela pequena para cobrir. Deixe por 5 minutos; escorra e pique finamente.

2. Coloque o lado da pele do peito de peru para baixo em uma grande folha de filme plástico. Coloque outra folha de filme plástico sobre o peru. Usando o lado plano de um martelo de carne, bata suavemente no peito até obter uma espessura uniforme, com cerca de ¾ de polegada de espessura. Descarte o filme plástico. Polvilhe 1½ colher de

chá do tempero mediterrâneo sobre a carne. Cubra com tomates e folhas de manjericão. Enrole cuidadosamente o peito de peru, mantendo a pele do lado de fora. Usando fio de cozinha 100% algodão, amarre o assado em quatro a seis lugares para prender. Pincele com 1 colher de sopa de azeite. Polvilhe o assado com as restantes 1 ½ colher de chá de tempero mediterrâneo.

3. Coloque o assado em uma gradinha em uma panela rasa com a pele voltada para cima. Asse descoberto por 1 hora e meia ou até que um termômetro inserido perto do centro registre 165 ° F e a pele esteja dourada e crocante. Retire o peru do forno. Cubra frouxamente com papel alumínio; deixe por 20 minutos antes de cortar.

4. Para a salada de rúcula, misture a rúcula, os tomates, ¼ xícara de azeite, vinagre e pimenta em uma tigela grande a gosto. Retire os barbantes da assadeira. Peru em fatias finas. Sirva com salada de rúcula e pesto de manjericão.

PEITO DE PERU PICANTE COM MOLHO BARBECUE DE CEREJA

PREPARAÇÃO:15 minutos Assar: 1 hora 15 minutos Espera: 45 minutos Rendimento: 6 a 8 porções

ESTA É UMA BELA RECEITA PARASERVE UMA MULTIDÃO EM UMA CHURRASQUEIRA NO QUINTAL QUANDO VOCÊ QUER FAZER ALGO DIFERENTE DE HAMBÚRGUERES. SIRVA COM UMA SALADA CROCANTE, POR EXEMPLO, SALADA CROCANTE DE BRÓCOLIS (VERRECEITA) OU SALADA DE COUVE DE BRUXELAS RASPADA (VERRECEITA).

1 peito de peru inteiro com osso de 4 a 5 libras
3 colheres de sopa de tempero defumado (verreceita)
2 colheres de sopa de suco de limão fresco
3 c. de sopa de azeite
1 xícara de vinho branco seco, como Sauvignon Blanc
1 xícara de cerejas Bing sem açúcar, frescas ou congeladas, sem caroço e picadas
⅓ xícara de água
1 xícara de molho barbecue (consultereceita)

1. Deixe o peito de peru em temperatura ambiente por 30 minutos. Pré-aqueça o forno a 325°F. Coloque a pele do peito de peru voltada para cima em uma gradinha em uma panela longa.

2. Combine Smoky Seasoning, suco de limão e azeite em uma tigela pequena para fazer uma pasta. Solte a pele da carne; espalhe cuidadosamente metade da pasta sobre a carne sob a pele. Espalhe o restante da pasta uniformemente sobre a pele. Despeje o vinho no fundo da frigideira.

3. Asse por 1¼ a 1½ horas ou até que a pele esteja dourada e um termômetro de leitura instantânea inserido no centro do assado (não toque no osso) registre 170°F, virando a assadeira na metade do tempo de assar. Deixe repousar 15 a 30 minutos antes de cortar.

4. Enquanto isso, para o molho barbecue de cereja, misture as cerejas e a água em uma panela média. Ferver; reduzir o calor. Cozinhe descoberto por 5 minutos. Misture o molho barbecue; cozinhe por 5 minutos. Sirva quente ou em temperatura ambiente com o peru.

LOMBO DE PERU ASSADO NO VINHO

PREPARAÇÃO:30 minutos de cozimento: 35 minutos rende: 4 porções

COZINHAR O PERU FRITOEM UMA COMBINAÇÃO DE VINHO, TOMATES ROMA PICADOS, CALDO DE GALINHA, ERVAS FRESCAS E PIMENTA VERMELHA ESMAGADA, DÁ UM ÓTIMO SABOR. SIRVA ESTE PRATO TIPO ENSOPADO EM TIGELAS RASAS E COM COLHERES GRANDES PARA OBTER UM POUCO DO CALDO SABOROSO A CADA MORDIDA.

- 2 lombos de peru de 8 a 12 onças, cortados em pedaços de 1 polegada
- 2 colheres de sopa de tempero de aves sem adição de sal
- 2 c. de sopa de azeite
- 6 dentes de alho bem picados (1 colher de sopa)
- 1 xícara de cebola picada
- ½ xícara de aipo picado
- 6 tomates Roma, sem sementes e picados (cerca de 3 xícaras)
- ½ xícara de vinho branco seco, como Sauvignon Blanc
- ½ xícara de caldo de osso de galinha (ver_receita_) ou caldo de galinha sem sal
- ½ colher de chá de alecrim fresco bem picado
- ¼ a ½ colher de chá de pimenta vermelha esmagada
- ½ xícara de folhas frescas de manjericão, picadas
- ½ xícara de salsa fresca picada

1. Em uma tigela grande, misture os pedaços de peru com o tempero de aves para revestir. Aqueça 1 colher de sopa de azeite em fogo médio em uma panela antiaderente extra grande. Cozinhe o peru em lotes em óleo quente até dourar por todos os lados. (O peru não precisa ser cozido.) Transfira para um prato e mantenha aquecido.

2. Adicione a 1 colher de sopa restante de azeite à panela. Aumente o fogo para médio alto. Adicione o alho; cozinhe

e mexa por 1 minuto. Adicione a cebola e o aipo; cozinhe e mexa por 5 minutos. Adicione o peru e os sucos do prato, os tomates, o vinho, o caldo de osso de galinha, o alecrim e a pimenta vermelha esmagada. Reduza o fogo para médio-baixo. Tampe e cozinhe por 20 minutos, mexendo de vez em quando. Adicione manjericão e salsa. Descubra e cozinhe por mais 5 minutos ou até que o peru não esteja mais rosado.

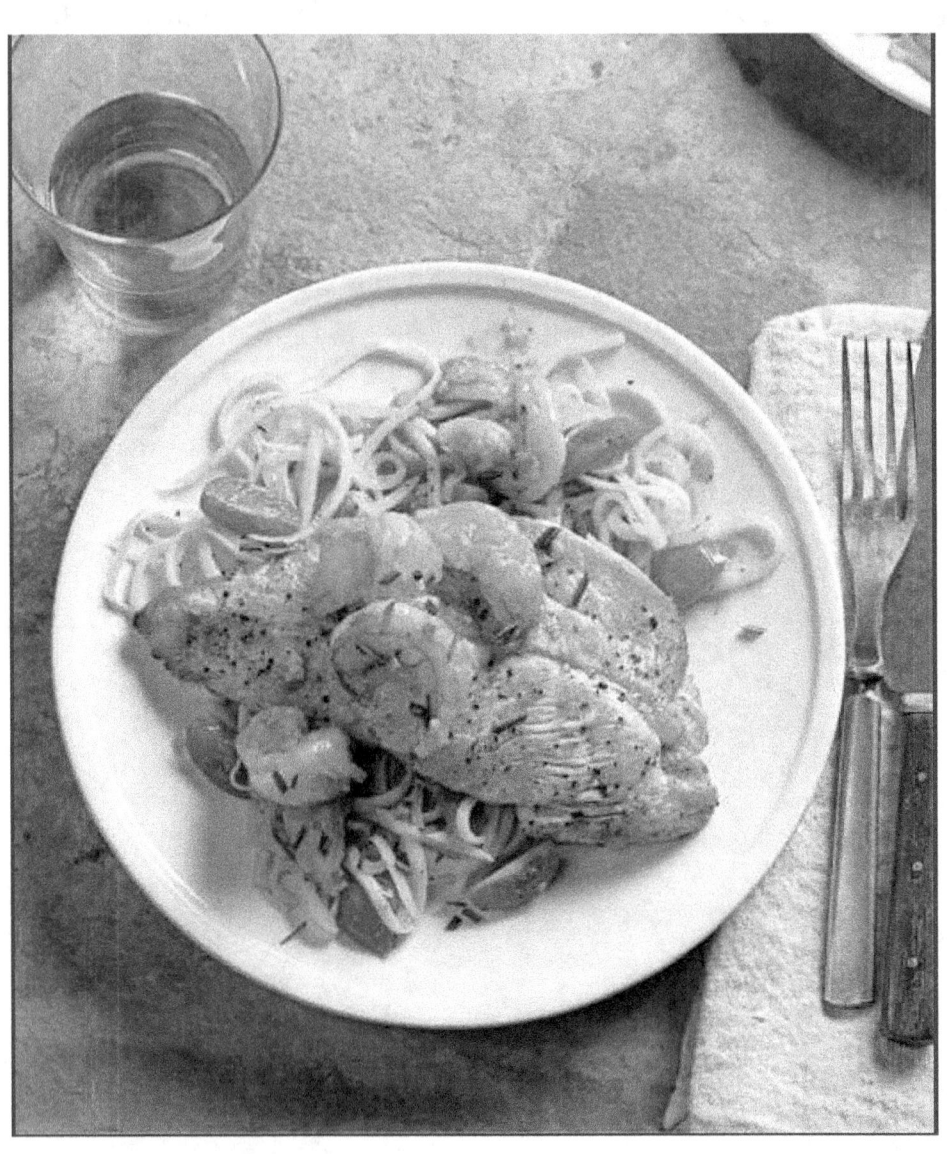

PEITO DE PERU SALTEADO COM MOLHO DE CEBOLINHA

PREPARAÇÃO:30 minutos de cozimento: 15 minutos rende: 4 porçõesFOTO

PARA CORTAR OS FILÉS DE PERU AO MEIOHORIZONTALMENTE O MAIS UNIFORMEMENTE POSSÍVEL, PRESSIONE CADA UM LEVEMENTE COM A PALMA DA MÃO, APLICANDO PRESSÃO CONSISTENTE AO CORTAR A CARNE.

¼ xícara de azeite

2 lombos de peito de peru de 8 a 12 onças, cortados ao meio horizontalmente

¼ colher de chá de pimenta preta moída na hora

3 c. de sopa de azeite

4 dentes de alho, finamente picados

8 onças de camarão médio descascado e limpo, caudas removidas e cortadas ao meio no sentido do comprimento

¼ xícara de vinho branco seco, caldo de osso de galinha (verreceita) ou caldo de galinha sem sal

2 colheres de sopa de cebolinha fresca picada

½ colher de chá de casca de limão finamente ralada

1 colher de sopa de suco de limão fresco

Macarrão de abóbora e tomate (verreceita, abaixo) (opcional)

1. Aqueça 1 colher de sopa de azeite em uma panela grande em fogo médio-alto. Adicione o peru à panela; polvilhe com pimenta. Reduza o calor para médio. Asse por 12 a 15 minutos ou até que não fique mais rosado e os sucos saiam claros (165 ° F), virando uma vez na metade do cozimento. Retire os bifes de peru da panela. Cubra com papel alumínio para manter aquecido.

2. Para o molho, aqueça as 3 colheres de sopa de óleo na mesma panela em fogo médio. Adicione o alho; cozinhe

por 30 segundos. Misture o camarão; cozinhe e mexa por 1 minuto. Junte o vinho, a cebolinha e as raspas de limão; cozinhe e mexa por mais 1 minuto ou até os camarões ficarem opacos. Retire do fogo; misture o suco de limão. Para servir, coloque o molho sobre os bifes de peru. Se desejar, sirva com macarrão de abobrinha e tomate.

Macarrão de abóbora e tomate: Usando um mandolim ou descascador de juliana, corte 2 abobrinhas amarelas em tiras de juliana. Aqueça 1 colher de sopa de azeite extra virgem em fogo médio-alto em uma panela grande. Adicione tiras de abóbora; cozinhe por 2 minutos. Adicione 1 xícara de tomates uva e ¼ colher de chá de pimenta-do-reino moída na hora; cozinhe por mais 2 minutos ou até que a abóbora esteja crocante.

PERNAS DE PERU ASSADAS COM VEGETAIS DE RAIZ

PREPARAÇÃO:30 minutos de cozimento: 1 hora e 45 minutos rende: 4 porções

ESTE É UM DAQUELES PRATOSVOCÊ QUER COZINHAR EM UMA TARDE FRESCA DE OUTONO, QUANDO TEM TEMPO PARA PASSEAR ENQUANTO ESTÁ FERVENDO NO FORNO. SE O EXERCÍCIO NÃO ABRIR O SEU APETITE, O AROMA MARAVILHOSO AO ENTRAR PELA PORTA CERTAMENTE O FARÁ.

3 c. de sopa de azeite

4 pernas de peru de 20 a 24 onças

½ colher de chá de pimenta preta moída na hora

6 dentes de alho descascados e amassados

1½ colher de chá de sementes de erva-doce, machucadas

1 colher de chá de pimenta da Jamaica inteira, machucada*

1 ½ xícaras de caldo de osso de galinha (ver_receita_) ou caldo de galinha sem sal

2 ramos de alecrim fresco

2 ramos de tomilho fresco

1 folha de louro

2 cebolas grandes, descascadas e cortadas em 8 fatias cada

6 cenouras grandes, descascadas e cortadas em fatias de 1 polegada

2 nabos grandes, descascados e cortados em cubos de 1 polegada

2 pastinacas médias, descascadas e cortadas em fatias de 2,5 cm**

1 raiz de aipo, descascada e cortada em pedaços de 1 polegada

1. Pré-aqueça o forno a 350°F. Aqueça o azeite em fogo médio-alto em uma frigideira grande até dourar. Adicione 2 das pernas de peru. Asse por aprox. 8 minutos ou até que as pernas estejam douradas e crocantes por todos os lados, dourando uniformemente. Transfira as pernas de peru

para um prato; repita com as 2 pernas de peru restantes. Coloque de lado.

2. Adicione pimenta, alho, sementes de erva-doce e sementes de erva-doce à panela. Cozinhe e mexa em fogo médio por 1 a 2 minutos ou até perfumar. Junte o caldo de osso de galinha, o alecrim, o tomilho e as folhas de louro. Deixe ferver, mexendo para raspar os pedaços dourados do fundo da panela. Retire a panela do fogo e reserve.

3. Combine cebolas, cenouras, nabos, pastinaga e raiz de aipo em um forno holandês extragrande com tampa bem apertada. Adicione o líquido da panela; jogue para revestir. Pressione as pernas de peru na mistura de vegetais. Cubra com uma tampa.

4. Asse por cerca de 1 hora e 45 minutos ou até que os legumes estejam macios e o peru esteja bem cozido. Sirva as coxas de peru e os legumes em tigelas grandes e rasas. Regue os sucos da panela por cima.

*Dica: Para esmagar as sementes de pimenta da Jamaica e erva-doce, coloque as sementes em uma tábua de cortar. Use o lado plano de uma faca de chef e pressione para esmagar levemente as sementes.

**Dica: Corte todos os pedaços grandes do topo da pastinaca.

BOLO DE CARNE DE PERU COM ERVAS COM KETCHUP DE CEBOLA CARAMELIZADA E PEDAÇOS DE REPOLHO FRITO

PREPARAÇÃO:15 minutos fervendo: 30 minutos assando: 1 hora 10 minutos em repouso: 5 minutos rende: 4 porções

BOLO DE CARNE CLÁSSICO COM KETCHUP É DEFINITIVAMENTENO MENU PALEO QUANDO O KETCHUP (VER<u>RECEITA</u>) É ISENTO DE SAL E AÇÚCAR ADICIONADO. AQUI O KETCHUP É MISTURADO COM CEBOLAS CARAMELIZADAS, QUE SÃO COLOCADAS EM CIMA DO BOLO DE CARNE ANTES DE FRITAR.

- 1½ libras de peru moído
- 2 ovos, ligeiramente batidos
- ½ xícara de farinha de amêndoa
- ⅓ xícara de salsa fresca picada
- ¼ xícara de cebolinha em fatias finas (2)
- 1 colher de sopa de sálvia fresca picada ou 1 colher de chá de sálvia seca, esmagada
- 1 colher de sopa de tomilho fresco picado ou 1 colher de chá de tomilho seco, esmagado
- ¼ colher de chá de pimenta preta
- 2 c. de sopa de azeite
- 2 cebolas doces, cortadas ao meio e em fatias finas
- 1 xícara de Ketchup Paleo (consulte<u>receita</u>)
- 1 cabeça pequena de repolho, cortada ao meio, sem caroço e cortada em 8 fatias
- ½ a 1 colher de chá de pimenta vermelha esmagada

1. Pré-aqueça o forno a 350°F. Forre uma assadeira grande com papel manteiga; colocar de lado. Combine peru moído, ovo, farinha de amêndoa, salsa, cebola, sálvia,

tomilho e pimenta-do-reino em uma tigela grande. Na assadeira preparada, modele a mistura de peru em um pão de 8 × 4 polegadas. Asse por 30 minutos.

2. Enquanto isso, para o ketchup de cebola caramelizada, aqueça 1 colher de sopa de azeite em uma frigideira grande em fogo médio. Adicione a cebola; cozinhe por aprox. 5 minutos ou até a cebola começar a dourar, mexendo sempre. Reduza o fogo para médio-baixo; cozinhe por aprox. 25 minutos ou até dourar e ficar bem macio, mexendo de vez em quando. Retire do fogo; misture o Ketchup Paleo.

3. Despeje um pouco do ketchup de cebola caramelizada sobre o pão de peru. Coloque pedaços de repolho ao redor do pão. Regue o repolho com 1 colher de sopa de azeite restante; polvilhe com pimenta vermelha esmagada. Asse por aprox. 40 minutos ou até que um termômetro inserido no centro do pão registre 165 ° F, cubra com ketchup de cebola caramelizada extra e vire os pedaços de repolho após 20 minutos. Deixe o pão de peru descansar por 5 a 10 minutos antes de cortar.

4. Sirva o pão de peru com pedaços de repolho e qualquer ketchup de cebola caramelizada restante.

PERU POSOLE

PREPARAÇÃO:20 minutos para assar: 8 minutos para assar: 16 minutos rende: 4 porções

AS COBERTURAS DESTA SOPA QUENTE DE ESTILO MEXICANOE MAIS DO QUE ENFEITE. O COENTRO ADICIONA UM SABOR DISTINTO, O ABACATE CONTRIBUI COM CREMOSIDADE - E AS PEPITAS ASSADAS DÃO UMA CROCÂNCIA MARAVILHOSA.

8 tomates frescos

1¼ a 1½ libras de peru moído

1 pimentão vermelho, sem sementes e cortado em tiras finas

½ xícara de cebola picada (1 média)

6 dentes de alho bem picados (1 colher de sopa)

1 colher de sopa de tempero mexicano (ver receita)

2 xícaras de caldo de osso de galinha (ver receita) ou caldo de galinha sem sal

1 lata de 14,5 onças de tomate assado no fogo sem adição de sal, não drenado

1 pimenta jalapeño ou serrano, sem sementes e picada (ver Pontas)

1 abacate médio, cortado ao meio, descascado, sem sementes e em fatias finas

¼ xícara de pepitas sem sal, torradas (ver Pontas)

¼ xícara de coentro fresco picado

Fatias de limão

1. Pré-aqueça o frango. Retire a pele dos tomatillos e descarte. Lave os tomatillos e corte ao meio. Coloque as metades do tomatillo na grelha não aquecida de uma assadeira. Asse a 4 a 5 polegadas do fogo por 8 a 10 minutos ou até ficar levemente carbonizado, virando uma vez na metade do cozimento. Deixe esfriar um pouco na assadeira sobre uma gradinha.

2. Enquanto isso, cozinhe o peru, o pimentão e a cebola em uma frigideira grande em fogo médio-alto por 5 a 10 minutos ou até o peru dourar e os legumes ficarem

macios, mexendo com uma colher de pau para quebrar a carne enquanto cozinha. Escorra a gordura, se necessário. Adicione o alho e o tempero mexicano. Cozinhe e mexa por mais 1 minuto.

3. Combine cerca de dois terços dos tomatillos carbonizados e 1 xícara de caldo de osso de galinha no liquidificador. Cubra e misture até ficar homogêneo. Adicione a mistura de peru à panela. Misture 1 xícara de caldo de osso de galinha restante, tomates não escorridos e pimenta malagueta. Pique grosseiramente os tomatillos restantes; adicione à mistura de peru. Ferver; reduzir o calor. Cubra e cozinhe por 10 minutos.

4. Para servir, despeje a sopa em tigelas rasas. Cubra com abacate, pepitas e coentro. Disponha rodelas de lima para espremer sobre a sopa.

CALDO DE OSSO DE GALINHA

PREPARAÇÃO:15 minutos Assado: 30 minutos Fervura: 4 horas Resfriamento: durante a noite Rende: cerca de 10 xícaras

PARA O MELHOR E MAIS FRESCO SABOR - E O MAIS ALTOCONTEÚDO NUTRICIONAL - USE CALDO DE GALINHA CASEIRO EM SUAS RECEITAS. (TAMBEM NÃO CONTEM SAL, CONSERVANTES OU ADITIVOS.) ASSAR OS OSSOS ANTES DE FERVER MELHORA O SABOR. À MEDIDA QUE COZINHAM LENTAMENTE EM LIQUIDO, OS OSSOS INFUNDEM O CALDO COM MINERAIS COMO CALCIO, FOSFORO, MAGNESIO E POTASSIO. A VARIAÇÃO DO FOGÃO LENTO ABAIXO TORNA PARTICULARMENTE FÁCIL DE FAZER. CONGELE-O EM RECIPIENTES DE 2 E 4 XÍCARAS E DESCONGELE APENAS O NECESSÁRIO.

- 2 quilos de asas de frango e costas
- 4 cenouras picadas
- 2 alhos-porós grandes, apenas as partes branca e verde-clara, em fatias finas
- 2 talos de aipo com folhas, picados grosseiramente
- 1 pastinaga, grosseiramente picada
- 6 raminhos grandes de salsa italiana (folhas planas)
- 6 ramos de tomilho fresco
- 4 dentes de alho cortados ao meio
- 2 colheres de chá de pimenta preta inteira
- 2 cravos inteiros
- Água fria

1. Pré-aqueça o forno a 425°F. Arrume as asas e costas de frango em uma assadeira grande; asse por 30 a 35 minutos ou até dourar bem.

2. Transfira os pedaços de frango dourados e quaisquer pedaços dourados que tenham se acumulado na assadeira para uma panela grande. Adicione cenoura, alho-poró, aipo, pastinaga, salsa, tomilho, alho, pimenta e cravo. Adicione água fria suficiente (cerca de 12 xícaras) a uma panela grande para cobrir o frango e os vegetais. Leve para ferver em fogo médio; Ajuste o fogo para manter o caldo em fervura bem baixa, com bolhas saindo da superfície. Cubra e cozinhe por 4 horas.

3. Coe o caldo quente em uma peneira grande coberta com duas camadas de gaze 100% algodão úmida. Descarte sólidos. Cubra com o caldo e leve à geladeira durante a noite. Antes de usar, retire a camada de gordura do topo do caldo e descarte.

Dica: Para fazer o caldo (opcional), misture 1 clara de ovo, 1 casca de ovo triturada e ¼ xícara de água fria em uma tigela pequena. Mexa a mistura no caldo coado na panela. Voltar a cozinhar. Retire do fogo; deixe por 5 minutos. Coe o caldo quente por uma peneira forrada com uma camada dupla fresca de gaze 100% algodão. Deixe esfriar e retire a gordura antes de usar.

Instruções do fogão lento: Prepare conforme as instruções, exceto na Etapa 2, coloque os ingredientes em um fogão lento de 5 a 6 litros. Tampe e cozinhe em fogo baixo por 12 a 14 horas. Continue conforme indicado na etapa 3. Faz cerca de 10 xícaras.

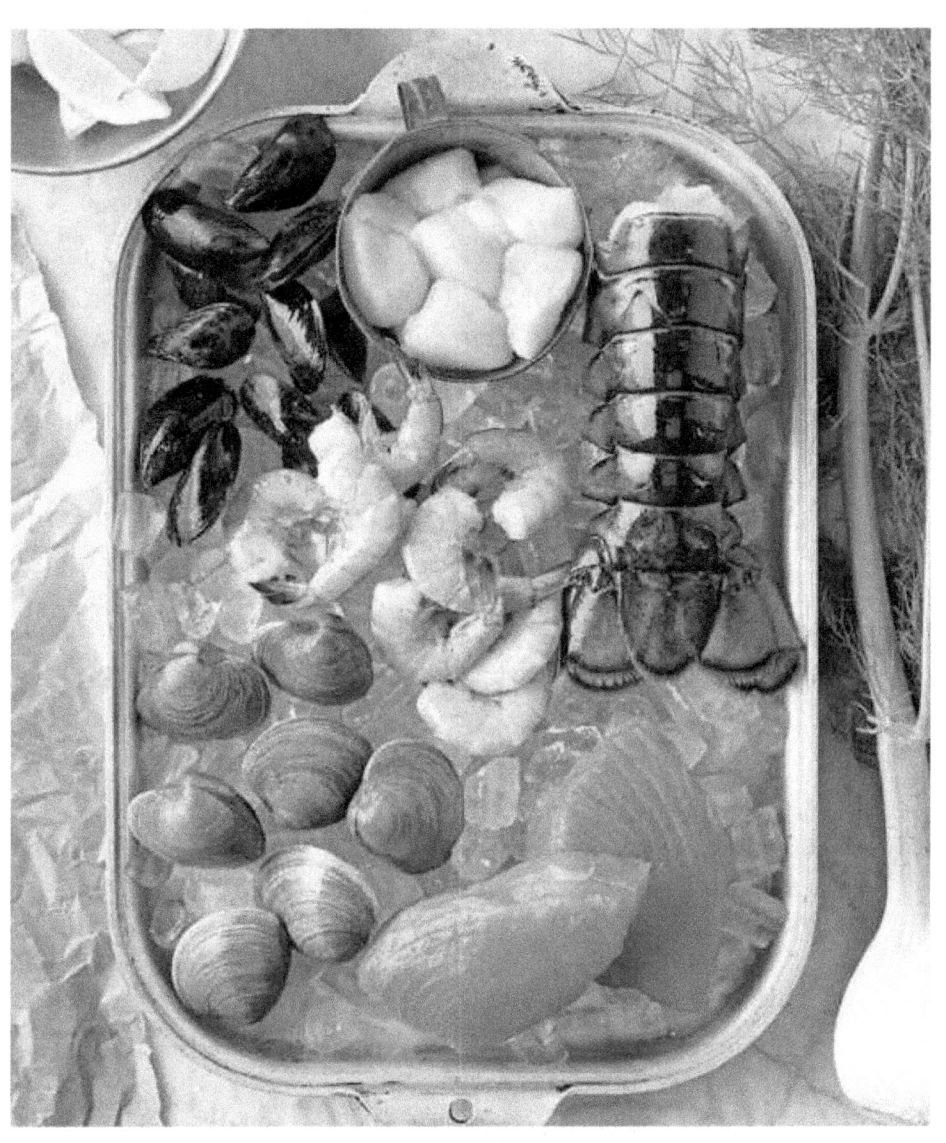

SALMÃO VERDE HARISSA

PREPARAÇÃO: 25 minutos para assar: 10 minutos para grelhar: 8 minutos rende: 4 porções<u>FOTO</u>

UM DESCASCADOR DE LEGUMES PADRÃO É USADO CORTAR ASPARGOS CRUS FRESCOS EM TIRAS FINAS PARA A SALADA. MISTURADO COM VINAGRETE CÍTRICO BRILHANTE (CONSULTE<u>RECEITA</u>) E COBERTO COM SEMENTES DE GIRASSOL TORRADAS E DEFUMADAS, É UM ACOMPANHAMENTO REFRESCANTE PARA O SALMÃO E O MOLHO PICANTE DE ERVAS VERDES.

SALMÃO

4 filés de salmão sem pele frescos ou congelados de 6 a 8 onças, com cerca de 1 polegada de espessura

Azeite

HARISSA

1½ colher de chá de sementes de cominho

1½ colher de chá de sementes de coentro

1 xícara de folhas de salsa fresca bem embaladas

1 xícara de coentro fresco picado grosseiramente (folhas e talos)

2 jalapeños, sem sementes e grosseiramente picados (ver<u>Pontas</u>)

1 cebolinha, picada

2 dentes de alho

1 colher de chá de casca de limão finamente ralada

2 colheres de sopa de suco de limão fresco

⅓ xícara de azeite

SEMENTES DE GIRASSOL COM ESPECIARIAS

⅓ xícara de sementes de girassol cruas

1 colher de chá de azeite

1 colher de chá de tempero defumado (consulte<u>receita</u>)

SALADA

12 lanças grandes de aspargos, aparadas (cerca de 1 libra)

⅓ xícara de Vinagrete Cítrico Brilhante (ver<u>receita</u>)

1. Descongele o peixe, se estiver congelado; secar com toalhas de papel. Pincele os dois lados do peixe levemente com azeite. Coloque de lado.

2. Para a harissa, toste as sementes de cominho e coentro em uma panela pequena em fogo médio-baixo por 3 a 4 minutos ou até tostar levemente e perfumar. Combine cominho torrado e sementes de coentro, salsa, coentro, jalapeños, cebolinha, alho, raspas de limão, suco de limão e azeite em um processador de alimentos. Processe até ficar homogêneo. Coloque de lado.

3. Para sementes de girassol temperadas, pré-aqueça o forno a 300°F. Forre uma assadeira com papel manteiga; colocar de lado. Combine sementes de girassol e 1 colher de chá de azeite em uma tigela pequena. Polvilhe Smoky Seasoning sobre as sementes; mexa para revestir. Espalhe as sementes de girassol uniformemente no papel manteiga. Asse por cerca de 10 minutos ou até tostar levemente.

4. Para uma grelha a carvão ou a gás, coloque o salmão em uma grelha untada diretamente em fogo médio. Cubra e grelhe por 8 a 12 minutos ou até que o peixe comece a lascar quando testado com um garfo, virando uma vez na metade do cozimento.

5. Enquanto isso, para a salada, usando um descascador de legumes, corte os aspargos em tiras longas e finas. Transfira para uma travessa ou tigela média. (As pontas

vão se soltar à medida que os espetos ficarem finos; coloque em uma travessa ou tigela.) Regue o Vinagrete Cítrico Brilhante sobre os espetos raspados. Polvilhe sobre as sementes de girassol temperadas.

6. Para servir, coloque um filé em cada um dos quatro pratos; coloque um pouco da harissa verde em cada filé. Sirva com salada de espargos raspados.

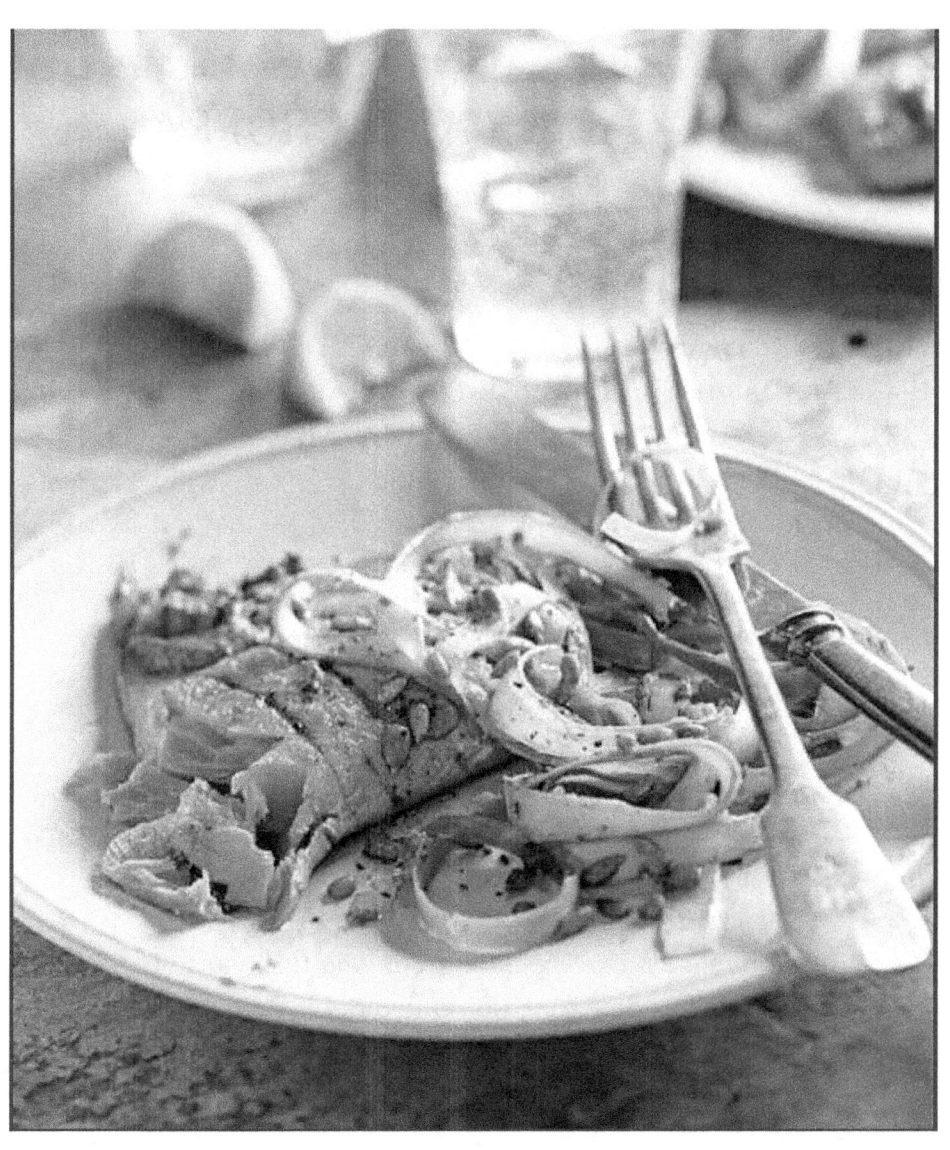

SALMÃO GRELHADO COM SALADA DE CORAÇÃO DE ALCACHOFRA MARINADA

PREPARAÇÃO:Grelhador de 20 minutos: 12 minutos rende: 4 porções

MUITAS VEZES, AS MELHORES FERRAMENTAS PARA PREPARAR UMA SALADASÃO SUAS MÃOS. INCORPORAR AS ALFACES TENRAS E AS ALCACHOFRAS GRELHADAS NESTA SALADA É MELHOR FEITO COM AS MÃOS LIMPAS.

- 4 filés de salmão frescos ou congelados de 6 onças
- 1 pacote de 9 onças de corações de alcachofra congelados, descongelados e escorridos
- 5 colheres de sopa de azeite
- 2 colheres de sopa de chalotas picadas
- 1 colher de sopa de casca de limão finamente ralada
- ¼ xícara de suco de limão fresco
- 3 colheres de sopa de orégano fresco picado
- ½ colher de chá de pimenta preta moída na hora
- 1 colher de sopa de especiarias mediterrânicas (ver[receita](#))
- 1 pacote de 5 onças de salada mista para bebês

1. Descongele o peixe, se estiver congelado. lavar peixe; secar com toalhas de papel. Coloque o peixe de lado.

2. Em uma tigela média, misture os corações de alcachofra com 2 colheres de sopa de azeite; colocar de lado. Combine 2 colheres de sopa de azeite, cebolinha, raspas de limão, suco de limão e orégano em uma tigela grande; colocar de lado.

3. Para uma churrasqueira a carvão ou a gás, coloque os corações de alcachofra em uma cesta de grelha e grelhe

diretamente em fogo médio-alto. Cubra e grelhe por 6 a 8 minutos ou até ficar bem carbonizado e aquecido, mexendo sempre. Retire as alcachofras da grelha. Deixe esfriar por 5 minutos e adicione as alcachofras à mistura de chalota. Tempere com pimenta; jogue para revestir. Coloque de lado.

4. Pincele o salmão com a restante 1 colher de sopa de azeite; polvilhe sobre o tempero mediterrâneo. Coloque o salmão na grelha, com o lado temperado para baixo, diretamente em fogo médio-alto. Cubra e grelhe por 6 a 8 minutos ou até que o peixe comece a desfiar quando testado com um garfo, virando cuidadosamente uma vez na metade do tempo.

5. Coloque a salada em uma tigela com as alcachofras marinadas; misture delicadamente para revestir. Sirva a salada com salmão grelhado.

SALMÃO FRITO COM CHILE E SÁLVIA COM MOLHO DE TOMATE VERDE

PREPARAÇÃO:35 minutos de resfriamento: 2 a 4 horas de cozimento: 10 minutos rendimento: 4 porções

"FLASH-ROASTING" REFERE-SE À TÉCNICAPARA AQUECER UMA FRIGIDEIRA SECA NO FORNO EM TEMPERATURA ALTA, COLOQUE UM POUCO DE ÓLEO E O PEIXE, FRANGO OU CARNE (FRITA!), DEPOIS FINALIZE O PRATO NO FORNO. A FRITURA RÁPIDA REDUZ O TEMPO DE COZIMENTO E CRIA UMA CROSTA DELICIOSA E CROCANTE POR FORA – E UM INTERIOR SUCULENTO E SABOROSO.

SALMÃO
4 filés de salmão frescos ou congelados de 5 a 6 onças

3 c. de sopa de azeite

¼ xícara de cebola bem picada

2 dentes de alho, descascados e fatiados

1 colher de sopa de coentro moído

1 colher de cominho moído

2 colheres de chá de páprica doce

1 colher de chá de orégano seco, esmagado

¼ colher de chá de pimenta caiena

⅓ xícara de suco de limão fresco

1 colher de sopa de salsa fresca picada

MOLHO DE TOMATE VERDE
1½ xícaras de tomates verdes firmes picados

⅓ xícara de cebola roxa finamente picada

2 colheres de sopa de coentros frescos picados

1 jalapeño, sem sementes e picado (verPontas)

1 dente de alho, finamente picado

½ colher de chá de cominho moído
¼ colher de chá de pimenta em pó
2 a 3 colheres de sopa de suco de limão fresco

1. Descongele o peixe, se estiver congelado. lavar peixe; secar com toalhas de papel. Coloque o peixe de lado.

2. Para a pasta de pimenta-sálvia, misture 1 colher de sopa de azeite, cebola e alho em uma panela pequena. Cozinhe em fogo baixo por 1 a 2 minutos ou até perfumar. Junte o coentro e o cominho; cozinhe e mexa por 1 minuto. Misture páprica, orégano e pimenta caiena; cozinhe e mexa por 1 minuto. Adicione o suco de limão e a sálvia; cozinhe e mexa cerca de 3 minutos ou apenas até formar uma pasta lisa; legal.

3. Usando os dedos, cubra os dois lados dos filés com pasta de pimenta-sálvia. Coloque o peixe em um vidro ou prato não reativo; cubra bem com filme plástico. Leve à geladeira por 2 a 4 horas.

4. Enquanto isso, para o molho, misture tomate, cebola, coentro, jalapeño, alho, cominho e pimenta em pó em uma tigela média. Mexa bem para misturar. Regue com suco de limão; jogue para revestir.

4. Use uma espátula de borracha e raspe o máximo de pasta possível do salmão. Descarte o macarrão.

5. Coloque uma panela extra grande de ferro fundido no forno. Defina o forno para 500 ° F. Pré-aqueça o forno com uma frigideira dentro.

6. Retire a assadeira quente do forno. Despeje 1 colher de sopa de azeite na panela. Incline a panela para cobrir o fundo

da panela com óleo. Coloque os filés na frigideira com a pele voltada para baixo. Pincele a parte superior dos filés com 1 colher de sopa de azeite restante.

7. Asse o salmão por cerca de 10 minutos ou até que o peixe comece a desfiar ao fazer o teste do garfo. Sirva o peixe com salsa.

SALMÃO ASSADO E ASPARGOS EM PAPILLOTE COM PESTO DE LIMÃO E AVELÃ

PREPARAÇÃO:20 minutos de forno: 17 minutos rende: 4 porções

COZINHAR "EN PAPILLOTE" SIGNIFICA SIMPLESMENTE COZINHAR NO PAPEL.É UMA BELA MANEIRA DE COZINHAR POR MUITAS RAZÕES. O PEIXE E OS VEGETAIS COZINHAM NO VAPOR DENTRO DO PACOTE DE PERGAMINHO, SELANDO SUCO, SABOR E NUTRIENTES – E NÃO HÁ PANELAS E FRIGIDEIRAS PARA LAVAR DEPOIS.

- 4 filés de salmão frescos ou congelados de 6 onças
- 1 xícara de folhas de manjericão frescas levemente embaladas
- 1 xícara de folhas de salsa fresca levemente embaladas
- ½ xícara de avelãs torradas*
- 5 colheres de sopa de azeite
- 1 colher de chá de casca de limão finamente ralada
- 2 colheres de sopa de suco de limão fresco
- 1 dente de alho, picado
- 1 libra de espargos magros, aparados
- 4 colheres de sopa de vinho branco seco

1. Descongele o salmão, se estiver congelado. lavar peixe; secar com toalhas de papel. Pré-aqueça o forno a 400 ° F.

2. Para o pesto, bata o manjericão, a salsa, as avelãs, o azeite, as raspas de limão, o suco de limão e o alho no liquidificador ou processador de alimentos. Cubra e misture ou processe até ficar homogêneo; colocar de lado.

3. Corte quatro quadrados de 12 polegadas de papel manteiga. Para cada pacote, coloque um filé de salmão no centro de um quadrado de pergaminho. Cubra com um quarto dos aspargos e 2 a 3 colheres de sopa de pesto; regue com 1 colher de sopa de vinho. Pegue dois lados opostos do papel manteiga e dobre o peixe várias vezes. Dobre as pontas do pergaminho para selar. Repita para fazer mais três pacotes.

4. Asse por 17 a 19 minutos ou até que o peixe comece a desfiar quando testado com um garfo (abra cuidadosamente o pacote para verificar o cozimento).

*Dica: Para torrar avelãs, pré-aqueça o forno a 350°F. Espalhe as nozes em uma única camada em uma frigideira rasa. Asse por 8 a 10 minutos ou até tostar levemente, mexendo uma vez para torrar uniformemente. Deixe esfriar um pouco as nozes. Coloque as nozes quentes em uma toalha de cozinha limpa; esfregue com a toalha para remover as peles soltas.

SALMÃO TEMPERADO COM MOLHO DE COGUMELOS E MAÇÃ

COMEÇAR A TERMINAR: 40 minutos rende: 4 porções

ESTE FILE INTEIRO DE SALMÃO COBERTO COM UMA MISTURA DE COGUMELOS SALTEADOS, CHALOTAS, FATIAS DE MAÇÃ DE CASCA VERMELHA - E SERVIDO EM UMA CAMA DE ESPINAFRE VERDE BRILHANTE - FAZ UM PRATO IMPRESSIONANTE PARA SERVIR AOS CONVIDADOS.

- 1 1½ libras de filés de salmão inteiros frescos ou congelados, com pele
- 1 colher de chá de sementes de funcho bem trituradas*
- ½ colher de chá de sálvia seca, triturada
- ½ colher de chá de coentro moído
- ¼ colher de chá de mostarda seca
- ¼ colher de chá de pimenta preta
- 2 c. de sopa de azeite
- 1 ½ xícaras de cogumelos cremini frescos, cortados em quartos
- 1 chalota média, em fatias muito finas
- 1 maçã pequena para cozinhar, esquartejada, sem caroço e em fatias finas
- ¼ xícara de vinho branco seco
- 4 xícaras de espinafre fresco
- Pequenos ramos de sálvia fresca (opcional)

1. Descongele o salmão, se estiver congelado. Pré-aqueça o forno a 425 ° F. Forre uma assadeira grande com papel manteiga; colocar de lado. lavar peixe; secar com toalhas de papel. Coloque a pele de salmão voltada para baixo na assadeira preparada. Combine sementes de erva-doce, ½ colher de chá de sálvia seca, coentro, mostarda e pimenta em uma tigela pequena. Polvilhe uniformemente sobre o salmão; esfregue com os dedos.

2. Meça a espessura do peixe. Grelhe o salmão por 4 a 6 minutos por ½ polegada de espessura ou até que o peixe comece a lascar quando testado com um garfo.

3. Enquanto isso, para o molho da panela, aqueça o azeite em uma panela grande em fogo médio. Adicione cogumelos e chalotas; cozinhe por 6 a 8 minutos ou até que os cogumelos estejam macios e começando a dourar, mexendo ocasionalmente. Adicione a maçã; tampe e cozinhe e mexa por mais 4 minutos. Adicione o vinho com cuidado. Cozinhe, descoberto, por 2 a 3 minutos ou até que as fatias de maçã estejam macias. Usando uma escumadeira, transfira a mistura de cogumelos para uma tigela média; cobrir para manter aquecido.

4. Cozinhe o espinafre na mesma panela por 1 minuto ou até o espinafre murchar, mexendo sempre. Divida o espinafre entre quatro pratos de servir. Corte o filé de salmão em quatro partes iguais, corte a pele, mas não atravesse. Use uma espátula grande para levantar as porções de salmão da pele; coloque uma porção de salmão com espinafre em cada prato. Despeje a mistura de cogumelos uniformemente sobre o salmão. Se desejar, decore com sálvia fresca.

*Dica: Use um almofariz e pilão ou moedor de especiarias para esmagar finamente as sementes de erva-doce.

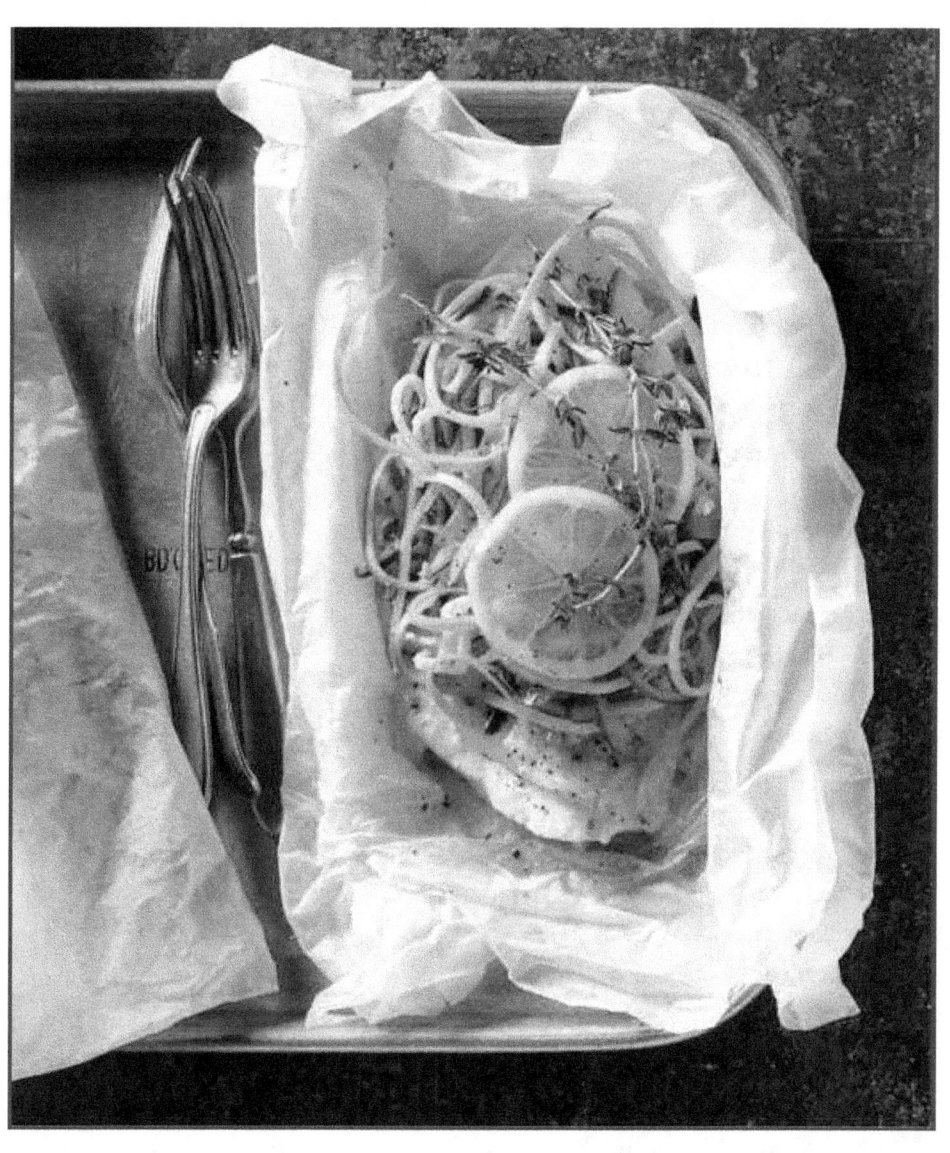

LINGUADO EN PAPILLOTE COM LEGUMES JULIENNE

PREPARAÇÃO:30 minutos para assar: 12 minutos rende: 4 porções FOTO

VOCÊ CERTAMENTE PODE JULIENNE LEGUMESCOM UMA BOA FACA DE CHEF AFIADA, MAS É MUITO DEMORADO. UM DESCASCADOR DE JULIANA (VER"EQUIPAMENTO") AGILIZA A CRIAÇÃO DE TIRAS DE LEGUMES LONGAS, FINAS E CONSISTENTES.

- 4 6 onças de linguado fresco ou congelado, linguado ou outros filés de peixe branco firme
- 1 abobrinha cortada em juliana
- 1 cenoura grande, cortada em juliana
- ½ cebola roxa cortada em juliana
- 2 tomates Roma, sem sementes e finamente picados
- 2 dentes de alho, bem picados
- 1 colher de sopa de azeite
- ½ colher de chá de pimenta preta
- 1 limão, cortado em 8 fatias finas, sementes removidas
- 8 ramos de tomilho fresco
- 4 colheres de chá de azeite
- ¼ xícara de vinho branco seco

1. Descongele o peixe, se estiver congelado. Pré-aqueça o forno a 375 ° F. Combine abóbora, cenoura, cebola, tomate e alho em uma tigela grande. Adicione 1 colher de sopa de azeite e ¼ colher de chá de pimenta; misture bem para combinar. Reserve os legumes.

2. Corte quatro quadrados de 14 polegadas de papel manteiga. lavar peixe; secar com toalhas de papel. Coloque um filete no centro de cada quadrado. Polvilhe com o restante ¼

colher de chá de pimenta. Arrume os legumes, rodelas de limão e raminhos de tomilho sobre os filés, dividindo-os igualmente. Regue cada pilha com 1 colher de chá de azeite e 1 colher de sopa de vinho branco.

3. Trabalhando com um pacote de cada vez, pegue dois lados opostos do papel manteiga e dobre várias vezes sobre o peixe. Dobre as pontas do pergaminho para selar.

4. Disponha os pacotes em uma assadeira grande. Asse por aprox. 12 minutos ou até que o peixe comece a desfiar ao fazer o teste do garfo (abra o pacote com cuidado para verificar se está no ponto).

5. Para servir, coloque cada pacote em um prato raso; abra os pacotes com cuidado.

TACOS DE PEIXE AO PESTO DE RUCULA COM CREME DE LIMÃO DEFUMADO

PREPARAÇÃO:30 minutos Grelhar: 4 a 6 minutos por ½ polegada de espessura Rende: 6 porções

PODE SUBSTITUIR O BACALHAU POR LINGUADO- APENAS NÃO TILÁPIA. INFELIZMENTE, A TILAPIA E UMA DAS PIORES OPÇÕES DE PEIXE. É QUASE UNIVERSALMENTE CRIADO EM FAZENDAS E GERALMENTE EM CONDIÇÕES TERRÍVEIS - PORTANTO, EMBORA A TILÁPIA SEJA QUASE ONIPRESENTE, ELA DEVE SER EVITADA.

4 filés de linguado frescos ou congelados de 4 a 5 onças, com cerca de ½ polegada de espessura

1 receita Pesto de Rúcula (ver receita)

½ xícara de creme de caju (ver receita)

1 colher de chá de tempero defumado (consulte receita)

½ colher de chá de casca de limão finamente ralada

12 folhas de alface crespa

1 abacate maduro, cortado ao meio, sem sementes, descascado e em fatias finas

1 xícara de tomate picado

¼ xícara de coentro fresco picado

1 lima, em cubos

1. Descongele o peixe, se estiver congelado. lavar peixe; secar com toalhas de papel. Coloque o peixe de lado.

2. Esfregue um pouco do pesto de rúcula em ambos os lados do peixe.

3. Para uma grelha a carvão ou a gás, coloque o peixe em uma grelha untada diretamente em fogo médio. Cubra e grelhe por 4 a 6 minutos ou até que o peixe lasque quando

testado com um garfo, virando uma vez na metade do cozimento.

4. Enquanto isso, para o creme de limão defumado, misture o creme de caju, o tempero defumado e as raspas de limão em uma tigela pequena.

5. Com um garfo, corte o peixe em pedaços. Recheie as folhas de manteiga com peixe, rodelas de abacate e tomate; polvilhe com coentro. Regue os tacos com Smoky Lime Cream. Sirva com fatias de limão para espremer sobre os tacos.

SOLA COM CROSTA DE AMÊNDOA

PREPARAÇÃO:15 minutos de cozimento: 3 minutos rende: 2 porções

SÓ UM POUCO DE FARINHA DE AMÊNDOACRIA UMA CROSTA AGRADÁVEL NESTE PEIXE FRITO EXTREMAMENTE RÁPIDO SERVIDO COM MAIONESE CREMOSA E UM TOQUE DE LIMÃO FRESCO.

12 gramas de filés de linguado frescos ou congelados
1 colher de sopa de tempero de limão e ervas (ver receita)
¼ a ½ colher de chá de pimenta preta
⅓ xícara de farinha de amêndoa
2 a 3 colheres de sopa de azeite
¼ xícara Paleo Mayo (ver receita)
1 colher de chá de endro fresco picado
rodelas de limão

1. Descongele o peixe, se estiver congelado. lavar peixe; secar com toalhas de papel. Em uma tigela pequena, misture o tempero de erva-limão e pimenta. Cubra os dois lados dos filés com a mistura de temperos, pressionando levemente para aderir. Espalhe a farinha de amêndoa em um prato grande. Polvilhe um lado de cada filé na farinha de amêndoa, pressionando levemente para aderir.

2. Aqueça óleo suficiente em uma frigideira grande para cobrir a panela em fogo médio-alto. Adicione o peixe, com os lados revestidos para baixo. Cozinhe por 2 minutos. Vire o peixe com cuidado; cozinhe por mais 1 minuto ou até que o peixe comece a desfiar quando testado com um garfo.

3. Para o molho, misture Paleo Mayo e endro em uma tigela pequena. Sirva o peixe com o molho e as rodelas de limão.

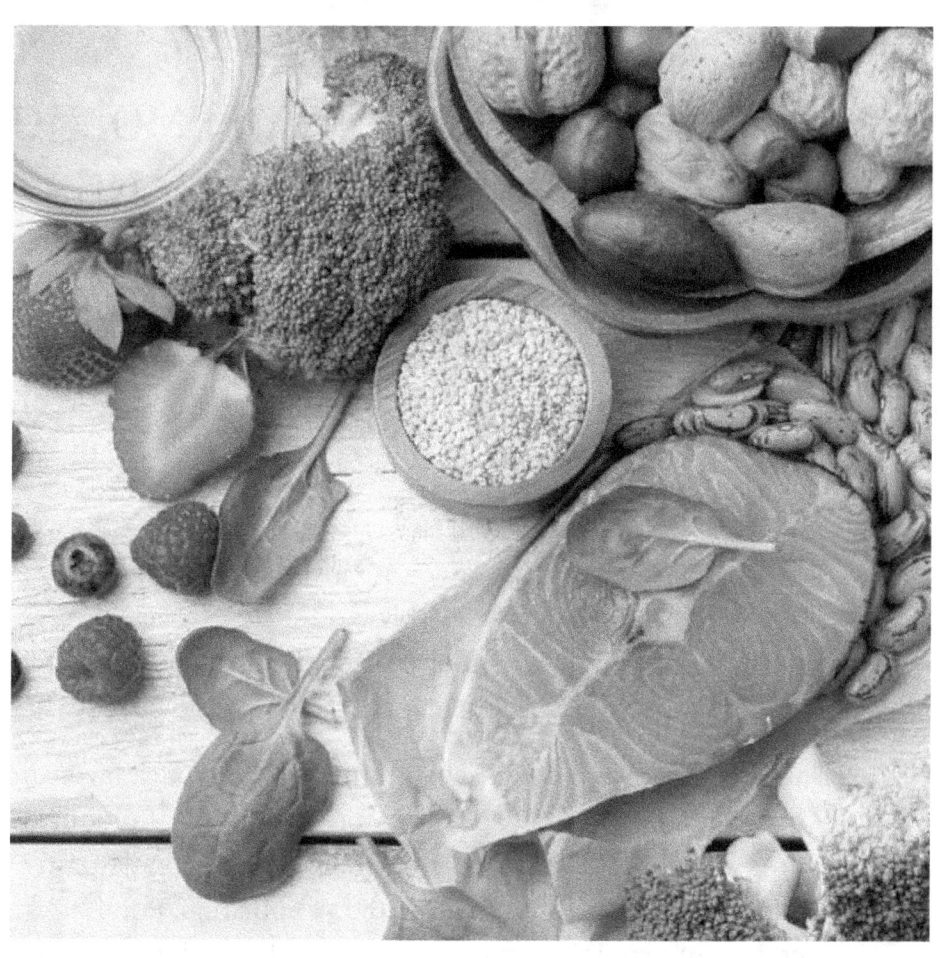

PACOTES DE BACALHAU E ABOBRINHA GRELHADOS COM MOLHO PICANTE DE MANJERICÃO E MANGA

PREPARAÇÃO:Grelhador de 20 minutos: 6 minutos rende: 4 porções

1 a 1 ½ libras de bacalhau fresco ou congelado, ½ a 1 polegada de espessura
4 pedaços de 24 polegadas de comprimento de folha de 12 polegadas de largura
1 abobrinha média, cortada em tiras julienne
Tempero de erva-limão (ver<u>receita</u>)
¼ xícara Chipotle Paleo Mayo (consulte<u>receita</u>)
1 a 2 colheres de sopa de manga madura amassada*
1 colher de sopa de lima fresca ou sumo de limão ou vinagre de vinho de arroz
2 colheres de sopa de manjericão fresco picado

1. Descongele o peixe, se estiver congelado. lavar peixe; secar com toalhas de papel. Corte o peixe em quatro porções.

2. Dobre cada pedaço de papel alumínio ao meio para fazer um quadrado de 12 polegadas de espessura dupla. Coloque uma porção de peixe no centro de um quadrado de papel alumínio. Cubra com um quarto da abobrinha. Polvilhe com tempero de limão e ervas. Pegue dois lados opostos do papel alumínio e dobre várias vezes sobre a abobrinha e o peixe. Dobre as pontas do papel alumínio. Repita para fazer mais três pacotes. Para o molho, misture Chipotle Paleo Mayo, manga, suco de limão e manjericão em uma tigela pequena; colocar de lado.

3. Para grelhar a carvão ou a gás, coloque os pacotes na grelha untada com óleo diretamente em fogo médio. Cubra e grelhe por 6 a 9 minutos ou até que o peixe lasque quando testado com um garfo e a abobrinha esteja crocante (abra

cuidadosamente a embalagem para testar o cozimento). Não vire os pacotes enquanto estiver grelhando. Cubra cada porção com o molho.

*Dica: Para o purê de manga, bata no liquidificador ¼ xícara de manga picada e 1 colher de sopa de água. Cubra e misture até ficar homogêneo. Adicione qualquer purê de manga restante a um smoothie.

BACALHAU ESCALFADO À RIESLING COM TOMATES RECHEADOS COM PESTO

PREPARAÇÃO:30 minutos de cozimento: 10 minutos rende: 4 porções

1 a 1 ½ libras de filés de bacalhau fresco ou congelado, com cerca de 1 polegada de espessura

4 tomates romanos

3 colheres de sopa de pesto de manjericão (ver<u>receita</u>)

¼ colher de chá de pimenta preta moída

1 xícara de Riesling ou Sauvignon Blanc seco

1 raminho de tomilho fresco ou ½ colher de chá de tomilho seco, esmagado

1 folha de louro

½ xícara de água

2 colheres de cebolinha picada

rodelas de limão

1. Descongele o peixe, se estiver congelado. Corte os tomates ao meio na horizontal. Raspe as sementes e um pouco da polpa. (Se necessário para o tomate ficar plano, corte uma fatia bem fina na ponta, tomando cuidado para não fazer um buraco no fundo do tomate.) Coloque um pouco de pesto em cada metade do tomate; polvilhe com pimenta rachada; colocar de lado.

2. Lave o peixe; secar com toalhas de papel. Corte o peixe em quatro pedaços. Coloque uma cesta de cozimento a vapor em uma panela grande com uma tampa bem apertada. Adicione cerca de ½ polegada de água à panela. Ferver; reduza o fogo para médio. Coloque os tomates, com os lados cortados para cima, na cesta. Cubra e cozinhe no vapor por 2 a 3 minutos ou até aquecer.

3. Retire os tomates para um prato; cobrir para manter aquecido. Retire a cesta de cozimento a vapor da panela; jogar água. Adicione o vinho, o tomilho, a folha de louro e ½ xícara de água à panela. Ferver; Reduza o fogo para médio-baixo. Adicione o peixe e a cebola. Cozinhe, coberto, por 8 a 10 minutos ou até que o peixe comece a lascar quando testado com um garfo.

4. Regue o peixe com um pouco do líquido da caçarola. Sirva o peixe com tomates recheados com pesto e rodelas de limão.

BACALHAU ASSADO COM CROSTA DE PISTACHE E COENTRO SOBRE BATATA-DOCE ESMAGADA

PREPARAÇÃO:20 minutos Ferver: 10 minutos Assar: 4 a 6 minutos por ½ polegada de espessura Rende: 4 porções

1 a 1 ½ libras de bacalhau fresco ou congelado
Azeite ou óleo de coco refinado
2 colheres de sopa de pistache, nozes ou amêndoas moídas
1 clara de ovo
½ colher de chá de casca de limão finamente ralada
1 ½ quilo de batata-doce descascada e cortada em pedaços
2 dentes de alho
1 colher de óleo de coco
1 colher de sopa de gengibre fresco ralado
½ colher de chá de cominho moído
¼ xícara de leite de coco (como Nature's Way)
4 colheres de chá de Pesto de Coentro ou Pesto de Manjericão (ver<u>receitas</u>)

1. Descongele o peixe, se estiver congelado. Pré-aqueça o frango. Grade de óleo em uma panela de frango. Combine nozes moídas, clara de ovo e raspas de limão em uma tigela pequena; colocar de lado.

2. Para a batata-doce esmagada, cozinhe a batata-doce e o alho em uma panela média em água fervente suficiente para cobrir por 10 a 15 minutos ou até ficar macio. Drenagem; retorne a batata-doce e o alho para a panela. Amasse a batata-doce com um espremedor de batatas. Misture 1 colher de sopa de óleo de coco, gengibre e cominho. Amasse no leite de coco até ficar claro e arejado.

3. Lave o peixe; secar com toalhas de papel. Corte o peixe em quatro pedaços e coloque na grelha não aquecida preparada em uma assadeira. Dobre sob quaisquer bordas finas. Espalhe cada mordida com Pesto de Coentro. Despeje a mistura de nozes sobre o pesto e espalhe com cuidado. Grelhe o peixe a 4 polegadas do fogo por 4 a 6 minutos por ½ polegada de espessura ou até que o peixe comece a lascar quando testado com um garfo, cobrindo com papel alumínio durante o cozimento se o revestimento começar a queimar. Sirva o peixe com batata-doce.

BACALHAU COM ALECRIM E TANGERINA COM BRÓCOLIS ASSADO

PREPARAÇÃO:15 minutos Marinar: até 30 minutos Assar: 12 minutos Rendimento: 4 porções

1 a 1 ½ libras de bacalhau fresco ou congelado
1 colher de chá de casca de tangerina ralada finamente
½ xícara de tangerina fresca ou suco de laranja
4 c. de sopa de azeite
2 colheres de chá de alecrim fresco picado
¼ a ½ colher de chá de pimenta preta moída
1 colher de chá de casca de tangerina ralada finamente
3 xícaras de floretes de brócolis
¼ colher de chá de pimenta vermelha esmagada
Fatias de tangerina, sementes removidas

1. Pré-aqueça o forno a 450 ° F. Descongele o peixe, se estiver congelado. lavar peixe; secar com toalhas de papel. Corte o peixe em quatro porções. Meça a espessura do peixe. Combine raspas de tangerina, suco de tangerina, 2 colheres de sopa de azeite, alecrim e pimenta-do-reino em um prato raso. adicione peixe. Cubra e deixe marinar na geladeira por até 30 minutos.

2. Em uma tigela grande, misture o brócolis com as 2 colheres de sopa restantes de azeite e a pimenta vermelha esmagada. Coloque em um refratário de 2 litros.

3. Pincele levemente uma frigideira rasa com azeite extra. Escorra o peixe, reserve a marinada. Coloque o peixe na panela, dobre sob as bordas finas. Coloque o peixe e os brócolis no forno. Asse os brócolis por 12 a 15 minutos ou até ficarem crocantes, mexendo uma vez na metade do

cozimento. Grelhe o peixe por 4 a 6 minutos por ½ polegada de espessura do peixe ou até que o peixe comece a lascar quando testado com um garfo.

4. Em uma panela pequena, leve a marinada reservada para ferver; cozinhe por 2 minutos. Regue a marinada sobre o peixe cozido. Sirva o peixe com brócolis e fatias de tangerina.

WRAPS DE SALADA DE BACALHAU AO CURRY COM RABANETES EM CONSERVA

PREPARAÇÃO:20 minutos em repouso: 20 minutos em cozimento: 6 minutos rende: 4 porçõesFOTO

- 1 quilo de filé de bacalhau fresco ou congelado
- 6 rabanetes picados grosseiramente
- 6 a 7 colheres de sopa de vinagre de cidra
- ½ colher de chá de pimenta vermelha esmagada
- 2 colheres de sopa de óleo de coco não refinado
- ¼ xícara de manteiga de amêndoa
- 1 dente de alho, finamente picado
- 2 colheres de chá de gengibre ralado fino
- 2 c. de sopa de azeite
- 1 ½ a 2 colheres de chá de caril em pó sem adição de sal
- 4 a 8 folhas de alface crespa ou folhas de alface
- 1 pimentão vermelho, cortado em tiras julienne
- 2 colheres de sopa de coentros frescos picados

1. Descongele o peixe, se estiver congelado. Combine rabanetes, 4 colheres de sopa de vinagre e ¼ colher de chá de pimenta vermelha esmagada em uma tigela média; deixe por 20 minutos, mexendo ocasionalmente.

2. Para o molho de manteiga de amêndoa, em uma panela pequena, derreta o óleo de coco em fogo baixo. Misture a manteiga de amêndoa até ficar homogêneo. Junte o alho, o gengibre e o restante ¼ colher de chá de pimenta vermelha esmagada. Retire do fogo. Adicione 2 a 3 colheres de sopa de vinagre de cidra restantes, mexa até ficar homogêneo; colocar de lado. (O molho vai engrossar ligeiramente quando o vinagre é adicionado.)

3. Lave o peixe; secar com toalhas de papel. Aqueça o azeite e o curry em uma panela grande em fogo médio. Adicione peixe; cozinhe por 3 a 6 minutos ou até que o peixe comece a lascar quando testado com um garfo, virando uma vez na metade do cozimento. Use dois garfos e lasque grosseiramente o peixe.

4. Escorra os rabanetes; descarte a marinada. Despeje um pouco do peixe, tiras de páprica, mistura de rabanete e molho de manteiga de amêndoa em cada folha de alface. Polvilhe com coentro. Enrole a folha ao redor do recheio. Se desejar, prenda a tampa com palitos de madeira.

ARINCA FRITA COM LIMÃO E ERVA-DOCE

PREPARAÇÃO:25 minutos de forno: 50 minutos rende: 4 porções

TODOS TÊM ARINCA, ESCAMUDO E BACALHAUCARNE BRANCA FIRME DE SABOR SUAVE. ELES SÃO INTERCAMBIÁVEIS NA MAIORIA DAS RECEITAS, INCLUINDO ESTE PRATO SIMPLES DE PEIXE ASSADO E LEGUMES COM ERVAS E VINHO.

- 4 6 onças de arinca fresca ou congelada, escamudo ou filés de bacalhau, com cerca de ½ polegada de espessura
- 1 bulbo grande de erva-doce, sem caroço e fatiado, folhas reservadas e picadas
- 4 cenouras médias, cortadas ao meio verticalmente e cortadas em pedaços de 2 a 3 polegadas
- 1 cebola roxa, cortada ao meio e fatiada
- 2 dentes de alho, bem picados
- 1 limão, em fatias finas
- 3 c. de sopa de azeite
- ½ colher de chá de pimenta preta
- ¾ xícara de vinho branco seco
- 2 colheres de sopa de salsa fresca bem picada
- 2 colheres de sopa de folhas de erva-doce frescas picadas
- 2 colheres de chá de casca de limão finamente ralada

1. Descongele o peixe, se estiver congelado. Pré-aqueça o forno a 400 ° F. Combine a erva-doce, cenoura, cebola, alho e fatias de limão em uma assadeira retangular de 3 litros. Regue com 2 colheres de sopa de azeite e polvilhe com ¼ colher de chá de pimenta; jogue para revestir. Despeje o vinho no barril. Cubra o prato com papel alumínio.

2. Asse por 20 minutos. descobrir; misture a mistura de vegetais. Asse por mais 15 a 20 minutos ou até que os

legumes estejam macios e crocantes. Mexa a mistura de vegetais. Polvilhe o peixe com o restante ¼ colher de chá de pimenta; coloque o peixe em cima da mistura de legumes. Regue com o restante 1 colher de sopa de azeite. Asse por cerca de 8 a 10 minutos ou até que o peixe comece a lascar quando testado com um garfo.

3. Misture a salsa, as folhas de erva-doce e as raspas de limão em uma tigela pequena. Para servir, divida a mistura de peixe e legumes entre as travessas. Despeje o suco da panela sobre o peixe e os legumes. Polvilhe sobre a mistura de salsa.

PECAN-CRUSTED SNAPPER COM REMOULADE E CAJUN-STYLE QUIABO E TOMATES

PREPARAÇÃO:1 hora Cozimento: 10 minutos Cozimento: 8 minutos Rendimento: 4 porções

ESTE PRATO DE PEIXE DIGNO DE COMPANHIALEVA UM POUCO DE TEMPO PARA FAZER, MAS OS SABORES RICOS FAZEM VALER A PENA. REMOULADE - UM MOLHO À BASE DE MAIONESE INFUNDIDO COM MOSTARDA, LIMÃO E ESPECIARIAS CAJUN E CONFETE COM PIMENTA VERMELHA PICADA, CEBOLA E SALSA - PODE SER FEITO NO DIA ANTERIOR E REFRIGERADO.

4 c. de sopa de azeite

½ xícara de nozes picadas finamente

2 colheres de sopa de salsa fresca picada

1 colher de sopa de tomilho fresco picado

2 filés de pargo vermelho de 8 onças, ½ polegada de espessura

4 colheres de chá de tempero Cajun (ver<u>receita</u>)

½ xícara de cebola picada

½ xícara de pimentão verde picado

½ xícara de aipo picado

1 colher de sopa de alho bem picado

1 libra de vagens de quiabo fresco, cortadas em fatias de 1 polegada de espessura (ou aspargos frescos, cortados em comprimentos de 1 polegada)

8 gramas de tomate cereja ou uva, cortados ao meio

2 colheres de chá de tomilho fresco picado

Pimenta preta

Rémoulade (ver receita à direita)

1. Aqueça 1 colher de sopa de azeite em uma frigideira média em fogo médio. Adicione nozes e agite por aprox. 5

minutos ou até dourar e perfumado, mexendo sempre. Transfira as nozes para uma tigela pequena e deixe esfriar. Adicione a salsa e o tomilho e reserve.

2. Pré-aqueça o forno a 400°F. Forre uma assadeira com papel manteiga ou papel alumínio. Arrume os filés de pargo na assadeira, com a pele voltada para baixo e polvilhe cada um com 1 colher de chá de tempero Cajun. Use um pincel e aplique 2 colheres de sopa de azeite nos filés. Espalhe a mistura de nozes uniformemente entre os filés, pressionando suavemente as nozes na superfície do peixe para que grudem. Cubra todas as áreas expostas do filé de peixe com nozes, se possível. Cozinhe o peixe por 8 a 10 minutos ou até que se desfaça facilmente com a ponta de uma faca.

3. Aqueça o restante de 1 colher de sopa de azeite em uma panela grande em fogo médio-alto. Adicione a cebola, páprica, aipo e alho. Cozinhe e mexa por 5 minutos ou até que os legumes estejam macios e crocantes. Adicione o quiabo fatiado (ou aspargo se for usar) e os tomates; cozinhe por 5 a 7 minutos ou até o quiabo ficar macio e os tomates começarem a se dividir. Retire do lume e tempere com tomilho e pimenta preta. Sirva legumes com pargo e Rémoulade.

Remoulade: Em um processador de alimentos, pulse ½ xícara de pimentão vermelho picado, ¼ xícara de cebola picada e 2 colheres de sopa de salsa fresca picada até ficar bem. Adicione ¼ xícara de Paleo Mayo (veja receita), ¼ xícara de mostarda estilo Dijon (ver receita), 1½ colher de chá de suco de limão e ¼ colher de chá de tempero Cajun (ver receita). Pulso para combinado. Transfira para uma tigela e deixe esfriar até servir. (Remoulade pode ser feito com 1 dia de antecedência e refrigerado.)

BIFE DE ATUM ESTRAGÃO COM MOLHO AIOLI DE LIMÃO E ABACATE

PREPARAÇÃO:25 minutos de cozimento: 6 minutos rende: 4 porçõesFOTO

JUNTO COM O SALMÃO, O ATUM É UMDAS RARAS ESPÉCIES DE PEIXE QUE PODEM SER FINAMENTE PICADAS E MOLDADAS EM HAMBÚRGUERES. TENHA CUIDADO PARA NÃO PROCESSAR DEMAIS O ATUM NO PROCESSADOR DE ALIMENTOS – O PROCESSAMENTO EXCESSIVO TORNA-O DIFÍCIL.

- 1 libra de filés de atum sem pele frescos ou congelados
- 1 clara de ovo, levemente batida
- ¾ xícara de farinha de linhaça dourada moída
- 1 colher de sopa de estragão ou endro fresco cortado
- 2 colheres de sopa de cebolinha fresca picada
- 1 colher de chá de casca de limão finamente ralada
- 2 colheres de sopa de óleo de linhaça, óleo de abacate ou azeite
- 1 abacate médio, sem sementes
- 3 colheres de sopa Paleo Mayo (verreceita)
- 1 colher de chá de casca de limão finamente ralada
- 2 colheres de chá de suco de limão fresco
- 1 dente de alho, finamente picado
- 4 gramas de espinafre baby (cerca de 4 xícaras bem embaladas)
- ⅓ xícara de vinagrete de alho assado (verreceita)
- 1 maçã Granny Smith, sem caroço e cortada em pedaços do tamanho de palitos de fósforo
- ¼ xícara de nozes torradas picadas (consultePontas)

1. Descongele o peixe, se estiver congelado. lavar peixe; secar com toalhas de papel. Corte o peixe em pedaços de 1,5 cm. Coloque o peixe em um processador de alimentos; processe com pulsos liga/desliga até ficar bem picado.

(Cuidado para não cozinhar demais ou você vai endurecer o hambúrguer.) Reserve o peixe.

2. Misture as claras, ¼ xícara de farinha de linhaça, estragão, cebolinha e raspas de limão em uma tigela média. Adicione peixe; mexa delicadamente para combinar. Modele a mistura de peixe em quatro rissóis de ½ polegada de espessura.

3. Coloque ½ xícara de farinha de linhaça restante em um prato raso. Mergulhe os rissóis na mistura de linhaça, virando para cobrir uniformemente.

4. Aqueça o óleo em fogo médio em uma panela grande. Frite os bifes de atum em óleo quente por 6 a 8 minutos ou até que um termômetro inserido horizontalmente nas almôndegas registre 160 ° F, virando uma vez na metade do tempo de cozimento.

5. Enquanto isso, para o aïoli, use um garfo em uma tigela média para amassar o abacate. Adicione Paleo Mayo, raspas de limão, suco de limão e alho. Amasse até ficar bem combinado e quase homogêneo.

6. Coloque o espinafre em uma tigela média. Regue o espinafre com vinagrete de alho assado; jogue para revestir. Para cada porção, coloque um hambúrguer de atum e um quarto dos espinafres no prato de servir. Cubra o atum com um pouco de aïoli. Top espinafre com maçã e nozes. Sirva imediatamente.

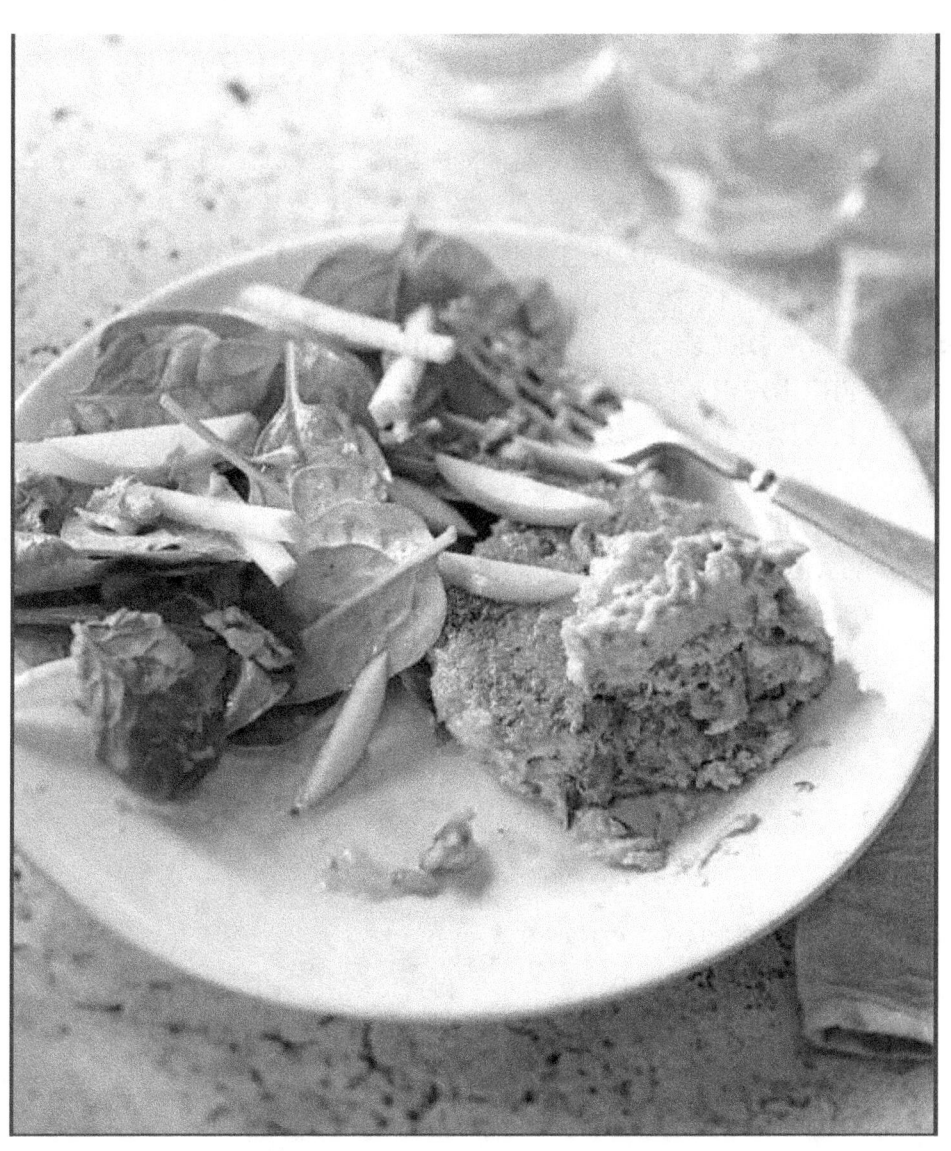

TAGINE DE ROBALO LISTRADO

PREPARAÇÃO:50 minutos de resfriamento: 1 a 2 horas de cozimento: 22 minutos de cozimento: 25 minutos rende: 4 porções

UM TAGINE É O NOME DETANTO UM TIPO DE PRATO NORTE-AFRICANO (UMA ESPÉCIE DE ENSOPADO) QUANTO A PANELA EM FORMA DE CONE EM QUE É COZIDO. SE VOCÊ NÃO TIVER UM, UMA FRIGIDEIRA TAMPADA FUNCIONA BEM. CHERMOULA É UMA PASTA ESPESSA DE ERVAS DO NORTE DA ÁFRICA QUE É MAIS FREQUENTEMENTE USADA COMO MARINADA PARA PEIXES. SIRVA ESTE COLORIDO PRATO DE PEIXE COM PURE DE BATATA-DOCE OU COUVE-FLOR.

- 4 6 onças de robalo fresco ou congelado ou filés de alabote, com pele
- 1 maço de coentro, picado
- 1 colher de chá de raspas de limão finamente ralada (reserve)
- ¼ xícara de suco de limão fresco
- 4 c. de sopa de azeite
- 5 dentes de alho, finamente picados
- 4 colheres de chá de cominho moído
- 2 colheres de chá de páprica doce
- 1 colher de chá de coentro moído
- ¼ colher de chá de anis moído
- 1 cebola grande, descascada, cortada ao meio e em fatias finas
- 1 lata de 15 onças sem adição de sal em cubos tomates assados no fogo, não drenados
- ½ xícara de caldo de osso de galinha (ver_receita_) ou caldo de galinha sem sal
- 1 pimentão amarelo grande, sem sementes e cortado em tiras de ½ polegada
- 1 pimentão laranja grande, sem sementes e cortado em tiras de ½ polegada

1. Descongele o peixe, se estiver congelado. lavar peixe; secar com toalhas de papel. Coloque os filés de peixe em uma assadeira rasa e não metálica. Coloque o peixe de lado.

2. Para a chermoula, misture os coentros, o sumo de limão, 2 colheres de sopa de azeite, 4 dentes de alho picados, os cominhos, o colorau, os coentros e o anis num liquidificador ou processador de alimentos pequeno. Cubra e processe até ficar homogêneo.

3. Despeje metade da chermoula sobre o peixe, virando o peixe de forma que cubra os dois lados. Cubra e refrigere por 1 a 2 horas. Cubra com a chermoula restante; deixe em temperatura ambiente até que seja necessário.

4. Pré-aqueça o forno a 325°F. Aqueça as 2 colheres de sopa restantes de óleo em fogo médio-alto em uma frigideira grande. Adicione a cebola; cozinhe e mexa por 4 a 5 minutos ou até ficar macio. Misture o restante 1 dente de alho picado; cozinhe e mexa por 1 minuto. Adicione a chermoula reservada, os tomates, o caldo de osso de galinha, as tiras de páprica e as raspas de limão. Ferver; reduzir o calor. Cozinhe descoberto por 15 minutos. Se desejar, transfira a mistura para tagine; cubra com peixe e qualquer chermoula restante do prato. Cobrir; asse por 25 minutos. Sirva imediatamente.

ALABOTE AO MOLHO DE ALHO E CAMARÃO COM SOFFRITO COLLARD GREENS

PREPARAÇÃO:30 minutos de cozimento: 19 minutos rende: 4 porções

EXISTEM VÁRIAS FONTES E TIPOS DIFERENTES DE ALABOTE,E PODEM SER DE QUALIDADE MUITO DIFERENTE - E PESCADOS EM CONDIÇÕES MUITO DIFERENTES. A SUSTENTABILIDADE DO PEIXE, O AMBIENTE EM QUE VIVE E AS CONDIÇÕES EM QUE É CRIADO/PESCADO SÃO FATORES QUE DETERMINAM QUAIS PEIXES SÃO BOAS ESCOLHAS PARA CONSUMO. VISITE O SITE DO MONTEREY BAY AQUARIUM (WWW.SEAFOODWATCH.ORG) PARA OBTER AS INFORMAÇÕES MAIS RECENTES SOBRE QUAIS PEIXES COMER E QUAIS EVITAR.

- 4 filés de linguado frescos ou congelados de 6 onças, com cerca de 2,5 cm de espessura
- Pimenta preta
- 6 colheres de sopa de azeite extra virgem
- ½ xícara de cebola bem picada
- ¼ xícara de pimentão vermelho picado
- 2 dentes de alho, bem picados
- ¾ colher de chá de páprica espanhola defumada
- ½ colher de chá de orégano fresco picado
- 4 xícaras de couve, caule, cortada em fitas de ¼ de polegada de espessura (cerca de 12 onças)
- ⅓ xícara de água
- 8 gramas de camarões médios, descascados, eviscerados e picados grosseiramente
- 4 dentes de alho, em fatias finas
- ¼ a ½ colher de chá de pimenta vermelha esmagada
- ⅓ xícara de xerez seco
- 2 colheres de sopa de suco de limão

¼ xícara de salsa fresca picada

1. Descongele o peixe, se estiver congelado. lavar peixe; secar com toalhas de papel. Polvilhe o peixe com pimenta. Aqueça 2 colheres de sopa de azeite em fogo médio em uma panela grande. Adicione os filés; cozinhe por 10 minutos ou até dourar e ficar escamoso quando testado com um garfo, virando uma vez na metade do cozimento. Transfira o peixe para um prato e cubra com papel alumínio para manter aquecido.

2. Enquanto isso, em outra panela grande, aqueça 1 colher de sopa de azeite em fogo médio. Adicione a cebola, o pimentão, 2 dentes de alho picados, a páprica e o orégano; cozinhe e mexa por 3 a 5 minutos ou até ficar macio. Misture a couve e a água. Cubra e cozinhe por 3 a 4 minutos ou até que o líquido tenha evaporado e os legumes estejam macios, mexendo ocasionalmente. Cubra e mantenha aquecido até servir.

3. Para o molho de camarão, adicione as 3 colheres de sopa restantes de azeite na panela usada para cozinhar o peixe. Adicione os camarões, 4 dentes de alho fatiados e pimenta vermelha esmagada. Cozinhe e mexa por 2 a 3 minutos ou até o alho começar a dourar. Adicione o camarão; cozinhe por 2 a 3 minutos até que os camarões estejam firmes e rosados. Misture o xerez e o suco de limão. Cozinhe por 1 a 2 minutos ou até reduzir um pouco. Junte a salsa.

4. Divida o molho de camarão entre os filés de linguado. Sirva com verduras.

BOUILLABAISSE DE FRUTOS DO MAR

INICIO AO FIM: 1¾ HORAS RENDE: 4 PORÇÕES

COMO O CIOPPINO ITALIANO, ESTE ENSOPADO DE FRUTOS DO MAR FRANCÊSDE PEIXES E MARISCOS PARECE REPRESENTAR UMA SELEÇÃO DA PESCA DO DIA JOGADA EM UMA PANELA COM ALHO, CEBOLA, TOMATE E VINHO. NO ENTANTO, O SABOR CARACTERÍSTICO DA BOUILLABAISSE É A COMBINAÇÃO DE SABORES DE AÇAFRÃO, ERVA-DOCE E CASCA DE LARANJA.

1 libra de filés de alabote sem pele, frescos ou congelados, cortados em pedaços de 2,5 cm

4 c. de sopa de azeite

2 xícaras de cebola picada

4 dentes de alho, esmagados

1 cabeça de erva-doce, sem caroço e picada

6 tomates Roma picados

¾ xícara de caldo de osso de galinha (ver<u>receita</u>) ou caldo de galinha sem sal

¼ xícara de vinho branco seco

1 xícara de cebola bem picada

1 cabeça de erva-doce, sem caroço e finamente picada

6 dentes de alho bem picados

1 laranja

3 tomates Roma picados finamente

4 fios de açafrão

1 colher de sopa de orégano fresco picado

1 libra de amêijoas de pescoço pequeno, esfregadas e enxaguadas

Mexilhões de 1 libra, barba removida, esfregada e enxaguada (consulte<u>Pontas</u>)

Orégano fresco bem picado (opcional)

1. Descongele o alabote, se estiver congelado. lavar peixe; secar com toalhas de papel. Coloque o peixe de lado.

2. Aqueça 2 colheres de sopa de azeite em fogo médio em um forno holandês de 6 a 8 litros. Adicione 2 xícaras de cebola picada, 1 cabeça de erva-doce picada e 4 dentes de alho amassados na panela. Cozinhe por 7 a 9 minutos ou até a cebola ficar macia, mexendo de vez em quando. Adicione 6 tomates picados e 1 cabeça de erva-doce picada; cozinhe por mais 4 minutos. Adicione o caldo de osso de galinha e o vinho branco à panela; cozinhe por 5 minutos; esfriar um pouco. Transfira a mistura de vegetais para um liquidificador ou processador de alimentos. Cubra e misture ou processe até ficar homogêneo; colocar de lado.

3. Aqueça a 1 colher de sopa restante de azeite no mesmo forno holandês em fogo médio. Adicione 1 xícara de cebola picadinha, 1 cabeça de erva-doce picadinha e 6 dentes de alho picados. Cozinhe em fogo médio por 5 a 7 minutos ou até ficar quase macio, mexendo sempre.

4. Com um descascador de legumes, retire a casca da laranja em tiras largas; colocar de lado. Adicione a mistura de purê de legumes, 3 tomates picados, açafrão, orégano e raspas de laranja ao forno holandês. Ferver; reduza o fogo para manter o fogo brando. Adicione amêijoas, mexilhões e peixes; mexa delicadamente para cobrir o peixe com o molho. Ajuste o fogo conforme necessário para manter a fervura. Tampe e cozinhe por 3 a 5 minutos até que os mexilhões e as amêijoas abram e o peixe comece a desfiar quando testado com um garfo. Despeje em tigelas rasas para servir. Se desejar, polvilhe com orégano extra.

CEVICHE DE CAMARÃO CLÁSSICO

PREPARAÇÃO:20 minutos de cozimento: 2 minutos de resfriamento: 1 hora em repouso: 30 minutos rende: 3 a 4 porções

ESTE PRATO LATINO-AMERICANO É UMA EXPLOSÃODE SABORES E TEXTURAS. PEPINO E AIPO CROCANTES, ABACATE CREMOSO, JALAPEÑOS QUENTES E PICANTES E CAMARÕES DOCES E DELICADOS SÃO MISTURADOS EM SUCO DE LIMÃO E AZEITE DE OLIVA. NO CEVICHE TRADICIONAL, O ÁCIDO DO SUCO DE LIMÃO "COZINHA" O CAMARÃO - MAS UM MERGULHO RÁPIDO NA ÁGUA FERVENTE NÃO DEIXA NADA AO ACASO, POR SEGURANÇA - E NÃO PREJUDICA O SABOR OU A TEXTURA DO CAMARÃO.

- 1 libra de camarão médio fresco ou congelado, descascado e pesado, caudas removidas
- ½ pepino, descascado, sem sementes e picado
- 1 xícara de aipo picado
- ½ cebola roxa pequena picada
- 1 a 2 jalapeños, sem sementes e picados (verPontas)
- ½ xícara de suco de limão fresco
- 2 tomates Roma, em cubos
- 1 abacate, cortado ao meio, sem sementes, descascado e picado
- ¼ xícara de coentro fresco picado
- 3 c. de sopa de azeite
- ½ colher de chá de pimenta preta

1. Descongele o camarão, se estiver congelado. Descasque e desfie os camarões; remova as caudas. Lave o camarão; secar com toalhas de papel.

2. Encha uma panela grande até a metade com água. Ferver. Adicione o camarão à água fervente. Cozinhe, descoberto, 1 a 2 minutos ou apenas até o camarão ficar opaco;

drenagem. Passe os camarões por água fria e escorra novamente. Corte os camarões em cubos.

3. Combine camarão, pepino, aipo, cebola, jalapeños e suco de limão em uma tigela grande e não reativa. Cubra e refrigere por 1 hora, mexendo uma ou duas vezes.

4. Junte os tomates, o abacate, os coentros, o azeite e a pimenta-do-reino. Cubra e deixe em temperatura ambiente por 30 minutos. Mexa delicadamente antes de servir.

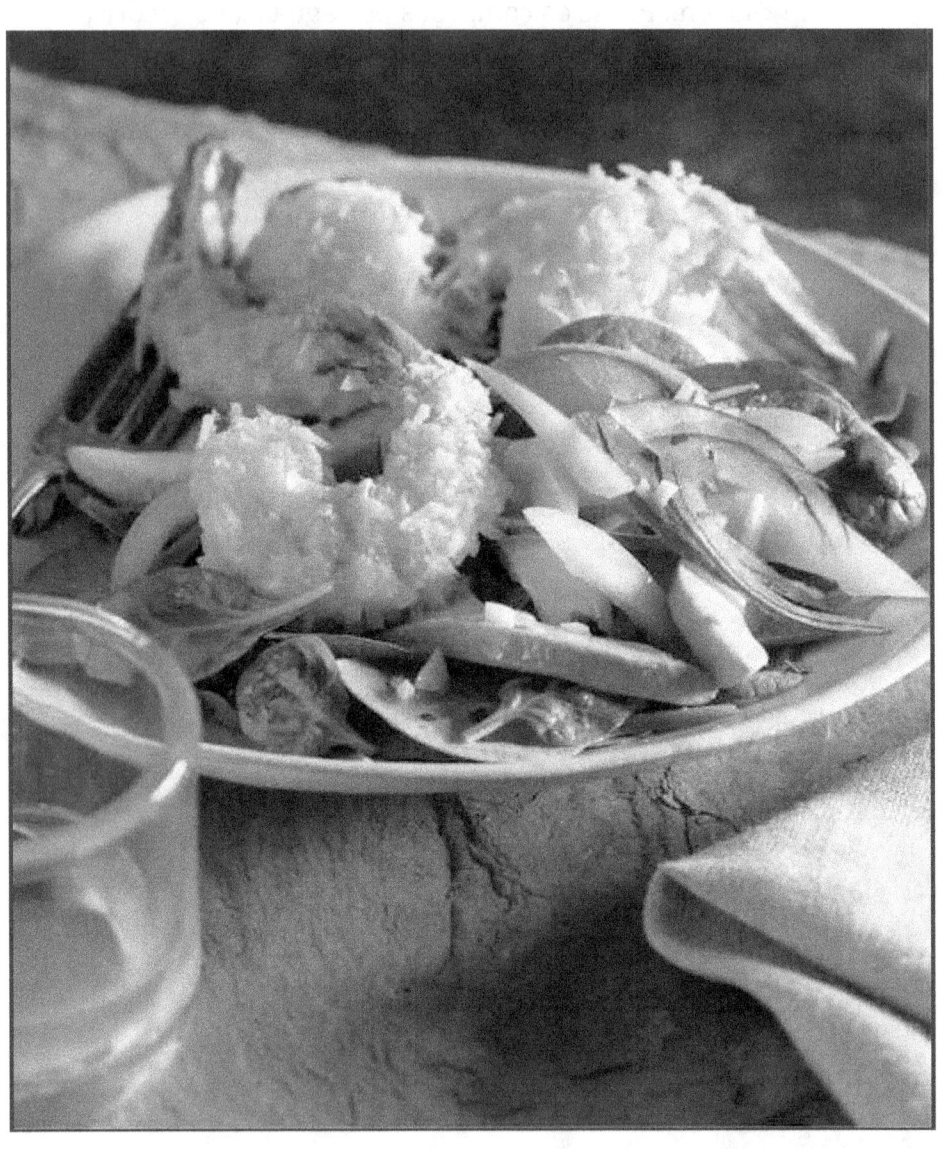

SALADA DE CAMARÃO COM CROSTA DE COCO E ESPINAFRE

PREPARAÇÃO:25 minutos para assar: 8 minutos rende: 4 porções<u>FOTO</u>

LATAS DE AZEITE EM SPRAY PRODUZIDAS COMERCIALMENTEPODE CONTER ÁLCOOL DE CEREAIS, LECITINA E PROPULSOR - NÃO É UMA BOA MISTURA QUANDO VOCÊ ESTÁ TENTANDO COMER ALIMENTOS LIMPOS E DE VERDADE E EVITAR GRÃOS, GORDURAS NÃO SAUDÁVEIS, LEGUMES E LATICÍNIOS. UM AMACIADOR DE ÓLEO USA APENAS AR PARA IMPULSIONAR O ÓLEO EM UM SPRAY FINO - PERFEITO PARA REVESTIR LEVEMENTE AS CROSTAS DE COCO ANTES DE ASSAR.

1 ½ libras de camarão extra grande fresco ou congelado com casca
Frasco de spray Misto cheio de azeite extra virgem
2 ovos
¾ xícara de flocos sem açúcar ou coco ralado
¾ xícara de farinha de amêndoa
½ xícara de óleo de abacate ou azeite
3 colheres de sopa de suco de limão fresco
2 colheres de sopa de suco de limão fresco
2 dentes de alho pequenos, finamente picados
⅛ a ¼ colher de chá de pimenta vermelha esmagada
8 xícaras de espinafre baby fresco
1 abacate médio, cortado ao meio, sem sementes, descascado e em fatias finas
1 pimentão laranja ou amarelo pequeno, cortado em tiras finas
½ xícara de cebola roxa fatiada

1. Descongele o camarão, se estiver congelado. Descasque e retire os camarões, deixando as caudas intactas. Lave o camarão; secar com toalhas de papel. Pré-aqueça o forno a

450 ° F. Forre uma assadeira grande com papel alumínio; cubra a folha levemente com óleo pulverizado da garrafa Misto; colocar de lado.

2. Bata os ovos com um garfo em um prato raso. Combine coco e farinha de amêndoa em outro prato raso. Mergulhe o camarão no ovo, vire para cobrir. Mergulhe na mistura de coco, pressione para revestir (deixe as caudas sem revestimento). Disponha os camarões em uma única camada na assadeira preparada. Cubra a parte superior do camarão com óleo pulverizado da garrafa Misto.

3. Asse por 8 a 10 minutos ou até que os camarões fiquem opacos e a cobertura levemente dourada.

4. Enquanto isso, para o molho, misture o óleo de abacate, suco de limão, suco de limão, alho e pimenta vermelha esmagada em uma pequena jarra com tampa de rosca. Cubra e agite bem.

5. Para saladas, divida o espinafre entre quatro pratos de servir. Cubra com abacate, páprica, cebola roxa e camarão. Regue com o molho e sirva imediatamente.

CAMARÃO TROPICAL E CEVICHE DE VIEIRAS

PREPARAÇÃO:20 minutos Marinar: 30 a 60 minutos Rendimento: 4 a 6 porções

CEVICHE FRESCO E LEVE FAZ UMA BOA REFEIÇÃOPARA UMA NOITE QUENTE DE VERÃO. COM MOLHO DE MELÃO, MANGA, PIMENTA SERRANO, ERVA-DOCE E MANGA E LIMÃO (VERRECEITA), ESTA É UMA VERSÃO DOCE E QUENTE DO ORIGINAL.

- 1 libra de vieiras frescas ou congeladas
- 1 quilo de camarão grande fresco ou congelado
- 2 xícaras de melão em cubos
- 2 mangas médias, sem caroço, descascadas e picadas (cerca de 2 xícaras)
- 1 cabeça de erva-doce, aparada, esquartejada, sem caroço e cortada em fatias finas
- 1 pimentão vermelho médio, picado (cerca de ¾ xícara)
- 1 a 2 pimentas serrano, sem sementes se desejar e em fatias finas (consultePontas)
- ½ xícara de coentro fresco levemente embalado, picado
- 1 receita de molho para salada de manga e limão (verreceita)

1. Descongele as vieiras e os camarões, se estiverem congelados. Divida as vieiras ao meio horizontalmente. Descasque, limpe e corte os camarões ao meio na horizontal. Lave as vieiras e os camarões; secar com toalhas de papel. Encha uma panela grande até três quartos com água. Ferver. Adicione camarão e vieiras; cozinhe por 3 a 4 minutos ou até o camarão e as vieiras ficarem opacos; escorra e enxágue com água fria para esfriar rapidamente. Escorra bem e reserve.

2. Combine melão, manga, erva-doce, pimentão, pimenta serrano e coentro em uma tigela grande. Adicione o molho

de salada de manga e limão; misture delicadamente para revestir. Misture cuidadosamente os camarões cozidos e as vieiras. Deixe marinar na geladeira por 30 a 60 minutos antes de servir.

CAMARÃO JERK JAMAICANO COM ÓLEO DE ABACATE

COMEÇAR A TERMINAR: 20 minutos rende: 4 porções

COM UM TEMPO TOTAL À MESA DE 20 MINUTOS, ESTE PRATO OFERECE MAIS UM MOTIVO CONVINCENTE PARA COMER UMA REFEIÇÃO SAUDÁVEL EM CASA, MESMO NAS NOITES MAIS MOVIMENTADAS.

1 quilo de camarão médio fresco ou congelado
1 xícara de manga picada e descascada (1 média)
⅓ xícara de cebola roxa em fatias finas
¼ xícara de coentro fresco picado
1 colher de sopa de suco de limão fresco
2 a 3 colheres de sopa de Tempero Jerk Jamaicano (ver receita)
1 colher de sopa de azeite extra virgem
2 colheres de óleo de abacate

1. Descongele o camarão, se estiver congelado. Em uma tigela média, misture a manga, a cebola, o coentro e o suco de limão.

2. Descasque e desfie os camarões. Lave o camarão; secar com toalhas de papel. Coloque o camarão em uma tigela média. Polvilhe com o tempero jamaicano Jerk; misture para revestir o camarão por todos os lados.

3. Aqueça o azeite em fogo médio-alto em uma frigideira grande. Adicione o camarão; cozinhe e mexa por cerca de 4 minutos ou até ficar opaco. Regue o camarão com óleo de abacate e sirva com a mistura de manga.

CAMARÃO SCAMPI COM ESPINAFRE MURCHO E RADICCHIO

PREPARAÇÃO:15 minutos de cozimento: 8 minutos rende: 3 porções

"SCAMPI" REFERE-SE A UM PRATO CLÁSSICO DE RESTAURANTEDE CAMARÕES GRANDES SALTEADOS OU FRITOS COM MANTEIGA E MUITO ALHO E LIMÃO. ESTA VERSÃO DE AZEITE TEMPERADO É APROVADA PELA PALEO - E NUTRICIONALMENTE REFORÇADA COM UM REFOGADO RÁPIDO DE RADICCHIO E ESPINAFRE.

1 quilo de camarão grande fresco ou congelado
4 colheres de sopa de azeite extra virgem
6 dentes de alho bem picados
½ colher de chá de pimenta preta
¼ xícara de vinho branco seco
½ xícara de salsa fresca picada
½ cabeça de radicchio, sem caroço e em fatias finas
½ colher de chá de pimenta vermelha esmagada
9 xícaras de espinafre baby
rodelas de limão

1. Descongele o camarão, se estiver congelado. Descasque e retire os camarões, deixando as caudas intactas. Aqueça 2 colheres de sopa de azeite em fogo médio-alto em uma panela grande. Adicione os camarões, 4 dentes de alho picados e pimenta preta. Cozinhe e mexa por cerca de 3 minutos ou até os camarões ficarem opacos. Transfira a mistura de camarão para uma tigela.

2. Adicione o vinho branco à panela. Cozinhe, mexendo para soltar qualquer alho dourado do fundo da panela. Despeje

o vinho sobre o camarão; rolar para combinar. Junte a salsa. Cubra frouxamente com papel alumínio para se aquecer; colocar de lado.

3. Adicione as 2 colheres de sopa restantes de azeite, os 2 dentes de alho picados restantes, o radicchio e a pimenta vermelha esmagada na panela. Cozinhe e mexa em fogo médio por 3 minutos ou até que o radicchio comece a murchar. Misture cuidadosamente o espinafre; cozinhe e mexa por mais 1 a 2 minutos ou até o espinafre murchar.

4. Para servir, divida a mistura de espinafre em três travessas; cubra com a mistura de camarão. Sirva com rodelas de limão para espremer sobre os camarões e verduras.

SALADA DE CARANGUEJO COM ABACATE, TORANJA E JICAMA

COMEÇAR A TERMINAR:30 minutos rende: 4 porções

PEDAÇO JUMBO OU CARNE DE CARANGUEJO DE BARBATANA TRASEIRA É O MELHORPARA ESTA SALADA. PEDAÇOS ENORMES DE CARNE DE CARANGUEJO CONSISTEM EM PEDAÇOS GRANDES QUE FUNCIONAM BEM EM SALADAS. BACKFIN E UMA MISTURA DE PEDAÇOS ESMAGADOS DE CARNE DE CARANGUEJO ENORME E PEDAÇOS MENORES DE CARNE DE CARANGUEJO DO CORPO DO CARANGUEJO. EMBORA MENOR QUE O CAROÇO JUMBO, A BARBATANA DORSAL FUNCIONA MUITO BEM. FRESCO É CLARO QUE É MELHOR, MAS CARANGUEJO CONGELADO DESCONGELADO É UMA BOA ALTERNATIVA.

   6 xícaras de espinafre baby
   ½ de uma jicama média, descascada e cortada em juliana*
   2 toranjas vermelhas rosa ou rubi, descascadas, sem sementes e divididas**
   2 abacates pequenos cortados ao meio
   1 libra de caroço jumbo ou carne de caranguejo
   Molho de toranja e manjericão (veja a receita à direita)

1. Divida o espinafre em quatro travessas. Cubra com jicama, seções de toranja e qualquer suco acumulado, abacate e carne de caranguejo. Regue com molho de manjericão e toranja.

Molho de toranja e manjericão: Combine ⅓ xícara de azeite extra virgem em uma jarra de vidro; ¼ xícara de suco de toranja fresco; 2 colheres de sopa de suco de laranja fresco; ½ de uma chalota pequena picada; 2 colheres de sopa de manjericão fresco picado; ¼ colher de chá de pimenta vermelha esmagada; e ¼ colher de chá de pimenta preta. Cubra e agite bem.

*Dica: Um descascador em juliana agiliza o corte da jicama em tiras finas.

**Dica: Para dividir a toranja, corte uma fatia da ponta do caule e da base da fruta. Coloque-o na vertical sobre uma superfície de trabalho. Corte a fruta em gomos de cima para baixo, seguindo o formato arredondado da fruta, para retirar a casca em tiras. Segurando a fruta sobre uma tigela, use uma faca e corte no centro da fruta nas laterais de cada segmento para soltá-la do miolo. Coloque os segmentos na tigela com o suco acumulado. Descarte a medula.

CALDA DE LAGOSTA CAJUN FERVIDA COM AÏOLI DE ESTRAGÃO

PREPARAÇÃO:20 minutos de cozimento: 30 minutos rende: 4 porçõesFOTO

PARA UM JANTAR ROMÂNTICO A DOIS,ESTA RECEITA É FÁCIL DE CORTAR AO MEIO. USE UMA TESOURA DE COZINHA MUITO AFIADA PARA ABRIR A CASCA DAS CAUDAS DE LAGOSTA E OBTER A CARNE RICAMENTE SABOROSA.

- 2 receitas de tempero Cajun (verreceita)
- 12 dentes de alho descascados e cortados ao meio
- 2 limões, cortados ao meio
- 2 cenouras grandes, descascadas
- 2 talos de aipo, descascados
- 2 bulbos de erva-doce, em fatias finas
- 1 libra de cogumelos inteiros
- 4 caudas de lagosta do Maine de 7 a 8 onças
- 4 espetos de bambu de 8 polegadas
- ½ xícara Paleo Aïoli (Alho Mayo) (verreceita)
- ¼ xícara de mostarda tipo Dijon (verreceita)
- 2 colheres de sopa de estragão ou salsa fresca picada

1. Combine 6 xícaras de água, tempero Cajun, alho e limões em uma panela de 8 litros. Ferver; cozinhe por 5 minutos. Reduza o fogo para manter o líquido fervendo.

2. Corte as cenouras e o aipo transversalmente em quatro pedaços. Adicione as cenouras, aipo e erva-doce ao líquido. Cubra e cozinhe por 10 minutos. Adicione os cogumelos; tampe e cozinhe por 5 minutos. Use uma escumadeira para transferir os legumes para uma tigela; continue quente.

3. Começando na ponta do corpo de cada cauda de lagosta, deslize um espeto entre a carne e a casca, passando quase até a ponta da cauda. (Isso evitará que o rabo se enrole enquanto cozinha.) Reduza o fogo. Cozinhe as caudas de lagosta no líquido que mal ferve na panela por 8 a 12 minutos ou até que as cascas fiquem vermelhas e a carne macia quando perfurada com um garfo. Retire a lagosta do líquido de cozimento. Use uma toalha de cozinha para segurar as caudas de lagosta e remova e descarte os espetos.

4. Em uma tigela pequena, misture o Paleo Aïoli, a mostarda Dijon e o estragão. Sirva com lagosta e legumes.

FRITAS DE MEXILHÃO COM AÏOLI DE AÇAFRÃO

INICIO AO FIM: 1¼ HORAS RENDE: 4 PORÇÕES

ESTA E UMA VERSÃO PALEO DO CLASSICO FRANCESMEXILHÕES COZIDOS NO VAPOR EM VINHO BRANCO E ERVAS E SERVIDOS COM BATATAS FRITAS FINAS E CROCANTES FEITAS DE BATATAS BRANCAS. DESCARTE OS MEXILHÕES QUE NÃO FECHAM ATE SEREM COZIDOS - E OS MEXILHÕES QUE NÃO ABREM APOS O COZIMENTO.

BATATA FRITA
- 1 ½ libra de nabo, descascados e cortados em tiras de julienne de 3 × ¼ de polegada
- 3 c. de sopa de azeite
- 2 dentes de alho, bem picados
- ¼ colher de chá de pimenta preta
- ⅛ colher de chá de pimenta caiena

AÏOLI DE AÇAFRÃO
- ⅓ xícara Paleo Aïoli (Alho Mayo) (ver receita)
- ⅛ colher de chá de fios de açafrão, levemente esmagados

MEXILHÕES
- 4 c. de sopa de azeite
- ½ xícara de chalotas finamente picadas
- 6 dentes de alho bem picados
- ¼ colher de chá de pimenta preta
- 3 xícaras de vinho branco seco
- 3 ramos grandes de salsa de folhas planas
- 4 libras de mexilhões, limpos e desenganhados*
- ¼ xícara de salsa italiana fresca picada (folha plana)
- 2 colheres de sopa de estragão fresco picado (opcional)

1. Para batatas fritas com pastinaga, pré-aqueça o forno a 450 ° F. Mergulhe as pastinacas cortadas em água fria suficiente para cobrir na geladeira por 30 minutos; escorra e seque com papel toalha.

2. Forre uma assadeira grande com papel manteiga. Coloque as pastinagas em uma tigela extra grande. Em uma tigela pequena, misture 3 colheres de sopa de azeite, 2 dentes de alho picados, ¼ colher de chá de pimenta-do-reino e pimenta caiena; Regue com pastinaga e misture bem. Coloque as pastinagas em uma camada uniforme na assadeira preparada. Asse por 30 a 35 minutos ou até ficar macio e começar a dourar, mexendo ocasionalmente.

3. Para o aïoli, misture o Paleo Aïoli e o açafrão em uma tigela pequena. Cubra e refrigere até servir.

4. Enquanto isso, em uma panela de 6 a 8 litros ou forno holandês, aqueça 4 colheres de sopa de azeite em fogo médio. Adicione as chalotas, 6 dentes de alho e ¼ colher de chá de pimenta-do-reino; cozinhe por aprox. 2 minutos ou até ficar macio e murchar, mexendo sempre.

5. Adicione o vinho e os ramos de salsa à panela; ferver. Adicione os mexilhões, mexendo algumas vezes. Cubra bem e cozinhe por 3 a 5 minutos ou até que as conchas se abram, mexendo delicadamente duas vezes. Descarte os mexilhões que não abrirem.

6. Transfira os mexilhões para pratos de sopa rasos usando uma escumadeira grande. Remova e descarte os ramos de salsa do líquido de cozimento; despeje o líquido de cozimento sobre os mexilhões. Polvilhe com salsa picada

e, se desejar, estragão. Sirva imediatamente com batata frita e aïoli de açafrão.

*Dica: Cozinhe os mexilhões no dia em que forem comprados. Se estiver usando mexilhões colhidos na natureza, mergulhe em uma tigela com água fria por 20 minutos para enxaguar o cascalho e a areia. (Isso não é necessário para mexilhões criados em fazendas.) Usando uma escova dura, esfregue os mexilhões, um de cada vez, sob água corrente fria. Desmanche os mexilhões cerca de 10 a 15 minutos antes de cozinhar. A barba é o pequeno aglomerado de fibras que emergem da casca. Para remover a barba, segure a corda entre o polegar e o indicador e puxe em direção à dobradiça. (Este método não mata mexilhões.) Você também pode usar pinças ou pinças de peixe. Certifique-se de que a casca de cada mexilhão esteja bem fechada. Se alguma casca estiver aberta, bata-a suavemente no balcão. Descarte os mexilhões que não fecharem em alguns minutos. Descarte todos os mexilhões com conchas rachadas ou danificadas.

VIEIRAS FRITAS COM SABOR A BETERRABA

COMEÇAR A TERMINAR: 30 minutos rende: 4 porções FOTO

QUE BELA CROSTA DOURADA, CERTIFIQUE-SE DE QUE A SUPERFICIE DAS VIEIRAS ESTEJA BEM SECA - E QUE A FRIGIDEIRA ESTEJA BEM QUENTE - ANTES DE COLOCA-LAS NA FRIGIDEIRA. ALEM DISSO, SELE AS VIEIRAS SEM MEXER POR 2 A 3 MINUTOS, VERIFICANDO CUIDADOSAMENTE ANTES DE VIRAR.

- 1 libra de vieiras frescas ou congeladas, secas com papel toalha
- 3 beterrabas médias, descascadas e picadas
- ½ maçã Granny Smith, descascada e picada
- 2 jalapeños, sem caule, sem sementes e picados (consulte Pontas)
- ¼ xícara de coentro fresco picado
- 2 colheres de sopa de cebola roxa bem picada
- 4 c. de sopa de azeite
- 2 colheres de sopa de suco de limão fresco
- Pimenta branca

1. Descongele as vieiras, se estiverem congeladas.

2. Para saborear beterraba, misture beterraba, maçã, jalapeños, coentro, cebola, 2 colheres de sopa de azeite e suco de limão em uma tigela média. Misture bem. Reserve enquanto prepara as vieiras.

3. Lave as vieiras; secar com toalhas de papel. Aqueça as 2 colheres de sopa restantes de azeite em uma frigideira grande em fogo médio-alto. Adicione vieiras; refogue por 4 a 6 minutos ou até dourar por fora e quase opaco. Polvilhe as vieiras levemente com pimenta branca.

4. Para servir, divida o relish de beterraba igualmente entre os pratos de servir; cubra com vieiras. Sirva imediatamente.

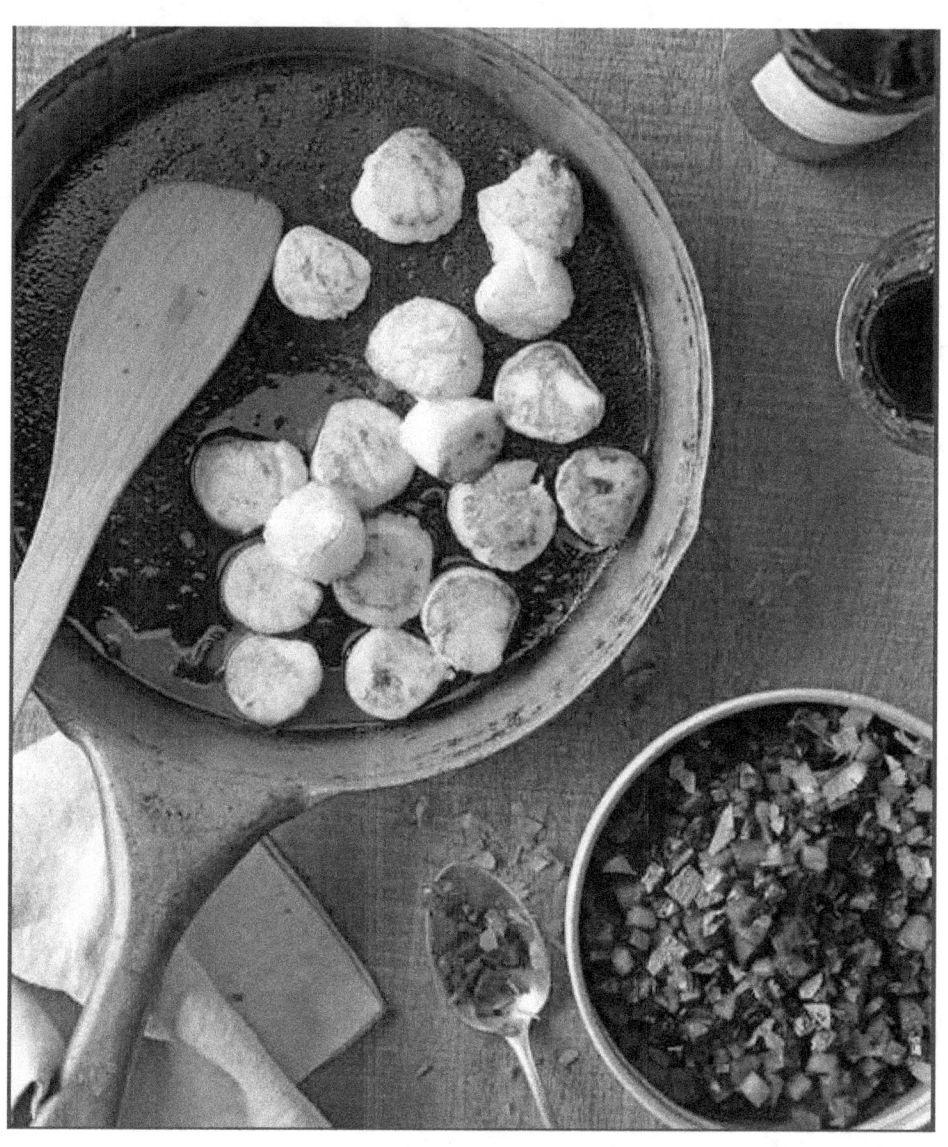

VIEIRAS GRELHADAS COM SALSA DE PEPINO E ENDRO

PREPARAÇÃO:35 minutos de resfriamento: 1 a 24 horas grill: 9 minutos rendimento: 4 porções

AQUI ESTÁ UMA DICA PARA OBTER OS ABACATES MAIS PERFEITOS:COMPRE-OS QUANDO ESTIVEREM VERDES BRILHANTES E DUROS E AMADUREÇA-OS NO BALCÃO POR ALGUNS DIAS - ATÉ QUE CEDAM UM POUCO QUANDO PRESSIONADOS LEVEMENTE COM OS DEDOS. QUANDO SÃO DUROS E IMATUROS, NÃO SE MACHUCAM DURANTE O TRANSPORTE DO MERCADO.

12 ou 16 vieiras frescas ou congeladas (1¼ a 1¾ libras no total)

¼ xícara de azeite

4 dentes de alho, finamente picados

1 colher de chá de pimenta preta moída na hora

2 abobrinhas médias, aparadas e cortadas ao meio no sentido do comprimento

½ pepino médio, cortado ao meio no sentido do comprimento e cortado em fatias finas

1 abacate médio, cortado ao meio, sem sementes, descascado e picado

1 tomate médio, sem sementes, sem sementes e picado

2 colheres de chá de hortelã fresca picada

1 colher de chá de endro fresco picado

1. Descongele as vieiras, se estiverem congeladas. Lave as vieiras com água fria; secar com toalhas de papel. Combine 3 colheres de sopa de óleo, alho e ¾ colher de chá de pimenta em uma tigela grande. Adicione vieiras; misture delicadamente para revestir. Cubra e leve à geladeira por pelo menos 1 hora ou até 24 horas, mexendo ocasionalmente.

2. Pincele as metades da abóbora com 1 colher de sopa de óleo restante; polvilhe uniformemente com ¼ colher de chá de pimenta restante.

3. Escorra as vieiras, descarte a marinada. Passe dois espetos de 10 a 12 polegadas em cada vieira, usando 3 ou 4 vieiras para cada par de espetos, deixando um espaço de meia polegada entre as vieiras. * (Enfiar as vieiras em dois espetos ajuda a mantê-los estáveis quando grelhados e rapé .)

4. Para grelhar a carvão ou a gás, coloque os espetinhos de vieira e as metades de abóbora na grelha diretamente em fogo médio.** Cubra e grelhe até que as vieiras fiquem opacas e a abóbora esteja macia, virando na metade do tempo. Aguarde de 6 a 8 minutos para as vieiras e de 9 a 11 minutos para as abobrinhas.

5. Enquanto isso, para o molho, misture o pepino, o abacate, o tomate, a hortelã e o endro em uma tigela média. Mexa delicadamente para combinar. Coloque 1 espetinho de vieira em cada um dos quatro pratos de servir. Corte as metades de abobrinha na diagonal ao meio e coloque em pratos com vieiras. Despeje a mistura de pepino uniformemente sobre as vieiras.

*Dica: Se usar espetos de madeira, mergulhe em água suficiente para cobrir por 30 minutos antes de usar.

** Para grelhar: Prepare conforme indicado na etapa 3. Coloque os espetinhos de vieira e as metades de abobrinha na grelha não aquecida de uma assadeira. Cozinhe a 4 a 5 polegadas do fogo até que as vieiras fiquem opacas e a abóbora esteja macia, virando uma vez na metade do cozimento. Deixe 6 a 8 minutos para vieiras e 10 a 12 minutos para abobrinha.

VIEIRAS FRITAS COM MOLHO DE TOMATE, AZEITE E ERVAS

PREPARAÇÃO:20 minutos de cozimento: 4 minutos rende: 4 porções

O MOLHO É QUASE COMO UM VINAGRETE QUENTE.AZEITE, TOMATE FRESCO PICADO, SUCO DE LIMÃO E ERVAS SÃO COMBINADOS E AQUECIDOS MUITO SUAVEMENTE – APENAS O SUFICIENTE PARA MISTURAR OS SABORES – E SERVIDOS COM AS VIEIRAS ENEGRECIDAS E UMA SALADA CROCANTE DE BROTO DE GIRASSOL.

VIEIRAS E MOLHO
1 a 1 ½ libras de vieiras frescas ou congeladas (cerca de 12)
2 tomates Roma grandes, descascados,* sem sementes e picados
½ xícara de azeite
2 colheres de sopa de suco de limão fresco
2 colheres de sopa de manjericão fresco picado
1 a 2 colheres de chá de cebolinha picada
1 colher de sopa de azeite

SALADA
4 xícaras de broto de girassol
1 limão, picado
Azeite virgem extra

1. Descongele as vieiras, se estiverem congeladas. Lave as vieiras; limpar. Coloque de lado.

2. Para o molho, misture os tomates, ½ xícara de azeite, suco de limão, manjericão e cebolinha em uma panela pequena; colocar de lado.

3. Aqueça 1 colher de sopa de azeite em fogo médio-alto em uma panela grande. Adicione vieiras; cozinhe por 4 a 5 minutos ou até dourar e ficar opaco, virando uma vez na metade do cozimento.

4. Para a salada, coloque os brotos em uma tigela. Esprema as rodelas de limão sobre as couves e regue com um pouco de azeite. Jogue para combinar.

5. Aqueça o molho em fogo baixo até ficar morno; não ferva. Para servir, coloque um pouco do molho no centro do prato; cubra com 3 das vieiras. Sirva com a salada de couve.

*Dica: Para descascar um tomate com facilidade, coloque-o em uma panela com água fervente por 30 segundos a 1 minuto ou até que a pele comece a se abrir. Retire o tomate da água fervente e mergulhe imediatamente em uma tigela com água gelada para interromper o cozimento. Quando o tomate estiver frio o suficiente para manusear, retire a pele.

COUVE-FLOR ASSADA COM COMINHO COM ERVA-DOCE E CEBOLA PÉROLA

PREPARAÇÃO:15 minutos de cozimento: 25 minutos rende: 4 porçõesFOTO

HÁ ALGO PARTICULARMENTE TENTADORSOBRE A COMBINAÇÃO DE COUVE-FLOR ASSADA E O SABOR TOSTADO E TERROSO DO COMINHO. ESTE PRATO TEM O ELEMENTO ADOCICADO DAS GROSELHAS SECAS. SE QUISER, ADICIONE UM POUCO DE CALOR COM ¼ A ½ COLHER DE CHÁ DE PIMENTA VERMELHA ESMAGADA JUNTO COM OS COMINHOS E AS PASSAS NO PASSO 2.

3 colheres de sopa de óleo de coco não refinado
1 couve-flor de cabeça média, cortada em floretes (4 a 5 xícaras)
2 cabeças de erva-doce, picadas grosseiramente
1 ½ xícaras de cebola pérola congelada, descongelada e escorrida
¼ xícara de groselha seca
2 colheres de chá de cominho moído
Endro fresco picado (opcional)

1. Aqueça o óleo de coco em fogo médio em uma panela grande. Adicione a couve-flor, erva-doce e cebola pérola. Tampe e cozinhe por 15 minutos, mexendo de vez em quando.

2. Reduza o fogo para médio-baixo. Adicione groselhas e cominho à panela; cozinhe descoberto por cerca de 10 minutos ou até que a couve-flor e a erva-doce estejam macias e douradas. Se desejar, decore com endro.

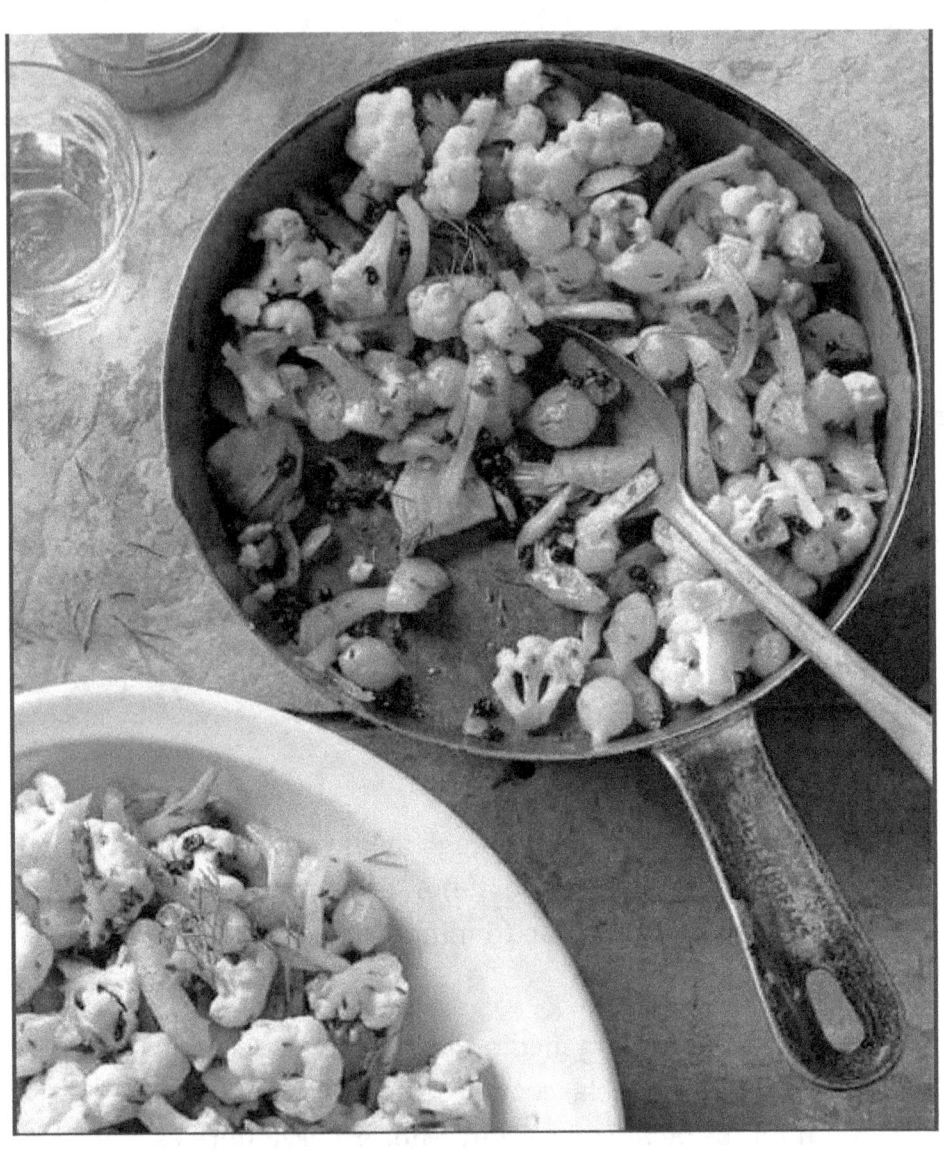

PEDAÇOS DE MOLHO DE TOMATE-BERINGELA COM ESPAGUETE DE ABÓBORA

PREPARAÇÃO:30 minutos para assar: 50 minutos para esfriar: 10 minutos para assar: 10 minutos para: 4 porções

ESTE ACESSÓRIO ATREVIDO É FACILMENTE GIRADOPARA UM PRATO PRINCIPAL. ADICIONE CERCA DE MEIO QUILO DE CARNE MOÍDA COZIDA OU BISÃO À MISTURA DE BERINJELA E TOMATE DEPOIS DE AMASSAR LEVEMENTE COM UM ESPREMEDOR DE BATATAS.

- 1 abobrinha espaguete de 2 a 2 ½ libras
- 2 c. de sopa de azeite
- 1 xícara de berinjela picada e descascada
- ¾ xícara de cebola picada
- 1 pimentão vermelho pequeno, picado (½ xícara)
- 4 dentes de alho, finamente picados
- 4 tomates maduros vermelhos médios, descascados, se desejar, e picados grosseiramente (cerca de 2 xícaras)
- ½ xícara de manjericão fresco picado

1. Pré-aqueça o forno a 375 °F. Forre uma assadeira pequena com papel manteiga. Corte a abóbora espaguete ao meio transversalmente. Use uma colher grande para raspar quaisquer sementes e cordas. Coloque as metades da abóbora, com os lados cortados para baixo, na assadeira preparada. Asse descoberto por 50 a 60 minutos ou até que a abóbora esteja macia. Deixe esfriar em uma gradinha por cerca de 10 minutos.

2. Aqueça o azeite em fogo médio em uma frigideira grande. Adicione a cebola, berinjela e pimenta; cozinhe por 5 a 7 minutos ou até que os legumes estejam macios, mexendo ocasionalmente. Adicione o alho; cozinhe e mexa por mais 30 segundos. Adicione os tomates; cozinhe por 3 a 5 minutos ou até que os tomates estejam macios, mexendo ocasionalmente. Amasse a mistura levemente com um espremedor de batatas. Junte metade do manjericão. Cubra e cozinhe por 2 minutos.

3. Use um pano de prato ou toalha para segurar as metades da abóbora. Use um garfo para raspar a polpa da abóbora em uma tigela média. Divida a abóbora entre quatro pratos de servir. Cubra uniformemente com o molho. Polvilhe com o manjericão restante.

COGUMELOS RECHEADOS PORTOBELLO

PREPARAÇÃO:35 minutos para assar: 20 minutos para assar: 7 minutos rende: 4 porções

PARA OBTER OS PORTOBELLOS MAIS FRESCOS,PROCURE POR COGUMELOS QUE AINDA TENHAM SUAS HASTES INTACTAS. AS BRANQUIAS DEVEM PARECER UMIDAS, MAS NÃO MOLHADAS OU PRETAS E DEVEM TER UMA BOA SEPARAÇÃO ENTRE ELAS. PARA PREPARAR QUALQUER TIPO DE COGUMELO PARA COZINHAR, SEQUE COM PAPEL TOALHA LEVEMENTE ÚMIDO. NUNCA MERGULHE COGUMELOS OU MERGULHE-OS EM ÁGUA - ELES SÃO ALTAMENTE ABSORVENTES E FICARÃO MOLES E AGUADOS.

4 cogumelos portobello grandes (cerca de 1 libra no total)

¼ xícara de azeite

1 colher de sopa de tempero defumado (ver receita)

2 c. de sopa de azeite

½ xícara de cebolinha picada

1 colher de sopa de alho bem picado

1 libra de acelga, sem caule e picada (cerca de 10 xícaras)

2 colheres de chá de especiarias mediterrânicas (ver receita)

½ xícara de rabanetes picados

1. Pré-aqueça o forno a 400°F. Retire os talos dos cogumelos e reserve para o passo 2. Use a ponta de uma colher para raspar as guelras das tampas; jogar guelras. Coloque as tampas dos cogumelos em uma assadeira retangular de 3 quartos; pincele os dois lados dos cogumelos com ¼ xícara de azeite. Vire as tampas dos cogumelos para que os lados das hastes fiquem para cima; polvilhe com tempero de fumaça. Cubra a assadeira com papel

alumínio. Asse, coberto, por cerca de 20 minutos ou até ficar macio.

2. Enquanto isso, pique os talos dos cogumelos reservados; colocar de lado. Para preparar a acelga, retire as nervuras grossas das folhas e descarte. Pique grosseiramente as folhas de acelga.

3. Aqueça as 2 colheres de sopa de azeite em fogo médio em uma panela extra grande. Adicione as chalotas e o alho; cozinhe e mexa por 30 segundos. Adicione os talos de cogumelos picados, a acelga picada e os temperos mediterrânicos. Cozinhe descoberto por 6 a 8 minutos ou até a acelga ficar macia, mexendo ocasionalmente.

4. Divida a mistura de acelga entre as tampas dos cogumelos. Regue qualquer líquido restante na assadeira sobre os cogumelos recheados. Cubra com rabanetes picados.

RADICCHIO FRITO

PREPARAÇÃO:20 minutos de cozimento: 15 minutos rende: 4 porções

RADICCHIO É COMIDO COM MAIS FREQUÊNCIACOMO PARTE DE UMA SALADA PARA DAR UM AGRADÁVEL AMARGOR À MISTURA DE VEGETAIS – MAS TAMBÉM PODE SER ASSADO OU GRELHADO SOZINHO. UM LEVE AMARGOR É INERENTE AO RADICCHIO, MAS VOCÊ NÃO QUER QUE SEJA AVASSALADOR. PROCURE CABEÇAS MENORES CUJAS FOLHAS PAREÇAM FRESCAS E CROCANTES – NÃO MURCHAS. A EXTREMIDADE CORTADA PODE SER LIGEIRAMENTE MARROM, MAS DEVE SER PRINCIPALMENTE BRANCA. NESTA RECEITA, UM TOQUE DE VINAGRE BALSAMICO ANTES DE SERVIR ADICIONA UM TOQUE DE DOÇURA.

2 cabeças grandes de radicchio

¼ xícara de azeite

1 colher de chá de especiarias mediterrânicas (ver receita)

¼ xícara de vinagre balsâmico

1. Pré-aqueça o forno a 400°F. Triture o radicchio, deixando um pouco do miolo preso (você deve ter 8 fatias). Pincele os lados cortados das fatias de radicchio com azeite. Coloque as fatias, com os lados cortados para baixo, em uma assadeira; polvilhe com especiarias mediterrânicas.

2. Asse aprox. 15 minutos ou até o radicchio murchar, virando uma vez na metade do cozimento. Disponha o radicchio em uma travessa. Regue com vinagre balsâmico; sirva imediatamente.

FUNCHO ASSADO COM VINAGRETE DE LARANJA

PREPARAÇÃO:25 minutos de forno: 25 minutos rende: 4 porções

SALVE QUALQUER VINAGRETE RESTANTE PARA JOGARCOM SALADA VERDE - OU SIRVA COM CARNE DE PORCO, AVES OU PEIXES GRELHADOS. GUARDE O VINAGRETE RESTANTE EM UM RECIPIENTE BEM FECHADO NA GELADEIRA POR ATÉ 3 DIAS.

6 colheres de sopa de azeite extra virgem, mais um pouco para pincelar

1 cebola grande de erva-doce, aparada, sem caroço e fatiada (reserve as folhas para decorar, se desejar)

1 cebola roxa, em cubos

½ de uma laranja cortada em rodelas finas

½ xícara de suco de laranja

2 colheres de sopa de vinagre de vinho branco ou vinagre de champanhe

2 colheres de sopa de cidra de maçã

1 colher de chá de sementes de funcho moídas

1 colher de chá de casca de laranja ralada finamente

½ colher de chá de mostarda tipo Dijon (ver<u>receita</u>)

Pimenta preta

1. Pré-aqueça o forno a 425°F. Pincele uma assadeira grande levemente com azeite. Disponha as fatias de erva-doce, cebola e laranja na assadeira; regue com 2 colheres de sopa de azeite. Misture delicadamente o vegetal para cobrir com óleo.

2. Asse os legumes por 25 a 30 minutos ou até que estejam macios e dourados, virando uma vez na metade do tempo.

3. Enquanto isso, para o vinagrete de laranja, bata no liquidificador o suco de laranja, o vinagre, a cidra de maçã,

as sementes de erva-doce, as raspas de laranja, a mostarda Dijon e a pimenta a gosto. Com o liquidificador ligado, adicione lentamente as 4 colheres de sopa restantes de azeite em um fio fino. Continue misturando até o vinagrete engrossar.

4. Transfira os legumes para uma travessa. Regue os legumes com um pouco do vinagrete. Se desejar, decore com folhas de erva-doce reservadas.

www.ingramcontent.com/pod-product-compliance
Lightning Source LLC
Chambersburg PA
CBHW070422120526
44590CB00014B/1494